石川英二
石川クリニック泌尿器科院長

切ってはいけない!

日本人が知らない包茎の真実

新潮社

目次

はじめに 9

第1章 包皮ルネサンス……13

包皮再生って何だろう？ 14
割礼はいつはじまったのか？ 21
近代医学が割礼をとり入れた理由 28
包皮の運命を変えたガードナー論文 36
アメリカの"包皮の味方"プレストン 42
1990年代の"包皮革命" 50

第2章 日本人のペニス観……57

日本人に包茎は少ないか？ 58
平均長はどれくらい？ 67

包茎って何だろう？──医学辞典の定義から 77
包皮を再生した男たち 85
韓国の包皮事情にびっくり 90

第3章 ナチュラルのすすめ 103
　新しい包皮の知識 104
　仮性包茎はノーマルだ 114
　包皮をめぐる"30年論争" 118
　包皮なきセックスは貧しい 128
　ナチュラル・ペニスがいちばん 139

付図 i
注記 vi
挿図リスト vii
参考文献 ix

装幀　新潮社装幀室

切ってはいけません！

日本人が知らない包茎の真実

はじめに

　年に数回、中学高校の男子生徒に、性にかかわるレクチャーをする機会がある。あたりさわりのない話題から入って、ガヤガヤとざわつきはじめた講堂が急にシーンと静かになるのは、ペニスのサイズとか、睾丸の測定方法とか、具体的なテーマに話がおよんだときだ。年ごろの子どもたちは、客観的でリアリティある情報にしか興味を示してくれない。

　以前、仲間を語らって、青少年のための電話相談室を開設していたことがある。いちばん多かった質問は包茎に関するもので、それはいま思春期外来にやってくる子どもたちでも同じことだ。彼らは、自分だけが他人と違っているんじゃないか、発育が遅いんじゃないかと疑心暗鬼になって、ひとりで悩みを抱えこむ。大丈夫だよ、心配する必要なんかないよと励ましても、簡単には信用してくれない。雑誌にはこう書いてあるとか、ネットでこんな情報を読んだなどと、質問をあびせてくる。その問いかけに、無難な一般論やたてまえ論だけで応じていると、逆に疑いの目を向けられることになる。それゆえこの本では、できるだけ具体的な情報を記すことにした。

　私が主張したいのはただひとつ、

「ナチュラルなペニスがいちばんいい」ということだ。ごく当たり前の主張だと思うが、それをわざわざ大声で叫ばねばならないほどに、世間一般では〝人工ペニス〟を礼賛する風潮が強い。

アメリカには、生まれてすぐにペニスの包皮を切ることが男児の将来の幸福につながると信じる医師がおおぜいいる。アフリカや南太平洋の島々には、包皮を切りとることではじめて男子は一人前になるのだと考える部族が数多く暮らしている。韓国ではなぜか、先進国の男性はみな包皮の切除手術をうけていると信じられているし、日本では、包皮がムケたペニスは皮かぶりのペニスよりも上等だという通念がいまも生きている。

いずれも、根拠のない思いこみだ。

＊

泌尿器科を開業していると、包皮手術の失敗例を目にする機会が少なくない。見た目を美しく手術しようとすると、どうしても包皮を多めに切ることになり、するとエレクト時に包皮がたりなくなって、痛むのだ。出生時に切除手術をうけた外国人男性のペニスを診察することもたまにあるが、なんかカッコ悪いなあとしか思えない。なぜ自然な肉体をわざわざ改造しなければならないのか、〝医療行為〟としてどんな意味や利点があるのか。自分なりに調べてみようと思いたち、過去に診察した事例から包皮の成長プロセスを追跡

調査したり、また文献を読んでもみたのだが、包皮切除の必然性がどうしても見えてこない。むしろ逆に、手術はできるだけしないほうがいいと考えるようになった。

海外ではこの問題はどうとらえられているのだろう。そう思ってインターネットで調べはじめて、びっくりした。たまたま出くわしたのがフォアスキン・リストレーション──すなわち「包皮再生」のサイトで、生誕時に失った包皮を苦労のすえに取り戻した男性が、自分の体験や再生方法を、写真入りで詳しく紹介している。モノずきな御仁もいるものだと思い、念のため「foreskin-restoration」で検索をかけると、どどっと2万件以上がヒットした。リンクをたどっていくと、あるわあるわ、包皮切除に反対するサイトが山ほどみつかった。専門的な情報を提供するページも多く、過去半世紀ほどのあいだに発表された主要な論文をただちにダウンロードできるサイトもある。文中で言及された参考文献もクリックひとつでアクセスできるから、論文から論文へ、夢中になって読み進んだ。医学論文をこんなに集中して読んだことは、学生時代にもなかったかもしれない。どうやら自分の知らないあいだに、海外では〝包皮革命〟がものすごい勢いでおこっていたらしい。

もしかすると知らないのは自分だけ？──と不安になり、友人にもたずねてみたのだが、「包皮をのばすぅ？　何んのために？　海外じゃわざわざのばしておいてからちょん切るんか？」などとまったくとんちんかんな答えがかえってくる。包皮の真実を世に知らしめ

る書物が、ぜひとも必要だと思ったのはこのときだ。

原稿を読んだ何人かは、これまでいわれていた"常識"とは１８０度ちがうことが書かれていてものすごく驚いた、と感想をのべてくれた。私も、まったく同じ驚きを、これらの医学論文を読みながら味わっていたのだ。韓国の包皮事情についての論文をみつけたときは、あまりに過激（？）な内容に、もしかして自分はダマされているのではないかと、読みながら何度も思った。国際的な泌尿器科学誌「BJUインターナショナル」に２回にわたって掲載されたのでなければ、ぜったいに信用しなかったろう。

本書は専門書ではないけれど、学術論文と同じようにこまめに典拠を示すことにしたのは、そうした理由による。本文を読んで、「ウソぉ」とか「信じられない」とか思われた読者は、ぜひとも原論文にあたっていただきたい。もともとの論文が「ウソぉ」とか「信じられない」とかを連発させる、驚愕の事実にみちたものであることがわかるだろう。それらの事実をひとつひとつ積みかさねていけば、おのずと真実のペニス像がたちあらわれてくる。包皮とは、じつに驚くべき存在なのだ。「ちょん切るなんてとんでもない」と、読後に思っていただけたら、これほどうれしいことはない。

第 1 章　包皮ルネサンス

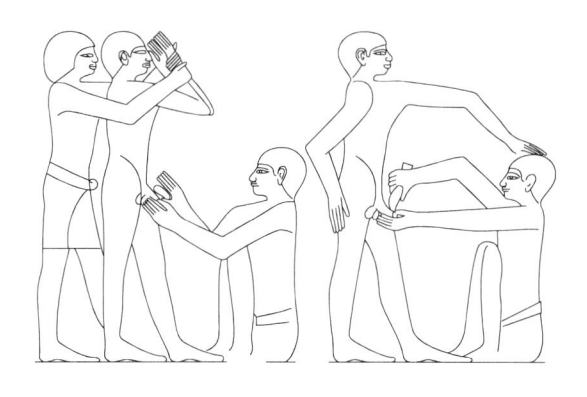

サッカラの墳墓に残る古代エジプトの割礼［巻末vi頁参照］

包皮再生って何だろう？

Q　ねえ先生、聞きたいことがあるんだけど。

石川　どんなことかな？

Q　雑誌なんかを見ていると、包茎の手術とかの広告が出てるじゃない。あれって、あそこに書いてある症状があてはまるばあいには、やっぱり手術したほうがいいんだろうか。いや、いいっていうより、すべきなのかどうかってこと。

石川　悩んでるんだね。というより、キミ自身は、手術したほうがいい、ってほうに傾いているのかな？

Q　……。

石川　雑誌の記事や広告で、包茎は手術すべきだという助言はさんざん得ているだろうから、ボクは、その反対の立場から助言をすることにしよう。

　じつをいえば包茎の手術——というより「ペニスの包皮の切除手術」といったほうが正確だけど——については、この数十年間、活発な議論がたたかわされてきた。オチンチンの専門家だけじゃなく、小児科医や、婦人科のガンの専門家や心理学者まで、医学のさま

ざまな分野の研究者が観察や実験を繰りかえし、ものすごい数の論文が書かれてきたんだ。その結果、この30年ほどで、ペニスの包皮についての医学的な考え方は、大きく変化してきている。ところが、そうした新しい研究の成果が日本のメディアではまったくといっていいほど紹介されない。世界の医学界の先端知識とは大きなギャップができているんだ。そのことを念頭において、話を聞いてほしい。

まず最初に質問しよう。日本でペニスの包皮の手術というと、包茎の包皮をちょん切ることだと考えられているけど、アメリカやオーストラリアでは、逆に包皮を再生して「ムケたペニスを包茎にする手術」がさかんになってきている、っていう話を聞いたことがあるかい？

Q 包茎にする手術？ わざわざ？

石川 そう。アメリカやオーストラリアでは、生まれてすぐに包皮を切除してしまう「サーカムシジョン」という手術が慣例的に行なわれてきた。日本語では「割礼」と訳されているけど、もともとの意味は「環状切除」、つまり輪っかの状態に切ってしまうということ。包皮の先っぽを円筒状に切除するんだ。

Q どのくらい切るの？

石川 アメリカなどで行なわれているのは、余分な包皮がほとんど残らないようなやり方

Q　なぜ割礼の手術をするの？　包茎を防ぐため？

石川　これには複雑な経緯があってね。ちょっとひとくちでは説明ができない。まず割礼の歴史から話したほうがわかりやすいと思うけど……。

Q　ちょっと待って。ぼくが知りたいのは歴史なんかじゃなくって、アメリカには包茎が少ないかどうかっていうことだよ。それはどうなの？

石川　生まれてすぐに包皮切除の手術をうけた男性には、包茎はほとんどないといっていいだろうね。アメリカではものすごくポピュラーな手術で、いちばんさかんだった１９７０年代には男児の９０パーセント以上が割礼をうけていたというから、アメリカ人には包茎が少ないといっていいと思う。

でもね、割礼というのは、結果として包茎を少なくすることにつながるけど、本当の目的は見てくれにあるわけじゃあないんだ。

Q　もし割礼がなかったら、アメリカ人はみんな包茎なの？

石川　一般的には、欧米人のほうが日本人よりも包茎が多いと昔からいわれているけど、きちんとしたデータの裏づけがあるわけではない。パスカードルという人の報告によると、欧米人の「仮性包茎をふくめた包茎の比率は36パーセント」だという。もしこれが正しい

とすると、日本人よりもむしろ包茎は少ないように思えるけれど……。

Q ふーん……。

石川 アメリカで生まれたほうがよかったと思うかい？ 生まれたときに手術をしていれば、こんなに悩まなくてもよかったのに――って？ でもね、アメリカでは新生児の包皮切除の手術件数はここ30年ほど、減ってきているんだよ。そのいっぽうで、割礼をうけた男性たちのなかには、切りとられてしまった包皮をなんとかしてとりもどそうという動きが強いんだ。

Q 切りとった包皮をとりもどすことなんてできるの？

石川 外科的な手術をするばあいと、器具をつかって包皮をのばすやり方の、2通りの方法がある。どちらも、じつをいうと紀元前から行なわれていたんだ。もちろん当時と今とでは、技術のレベルがぜんぜんちがうけどね。

Q 紀元前から、ムケたペニスをわざわざ包茎にする手術をしてたということ？

石川 そう。ギリシア語にもラテン語にも「包皮再生」を意味する単語がちゃんとあったというし、ローマ時代の医学文献には、包皮再生の手術方法を詳しく記述したものもある。もっとも「包皮再生」は、当時は不名誉なことと考えられていたようだけどね。

Q 包皮再生が不名誉？ 包茎が不名誉なのではなくて？

第1章 包皮ルネサンス

石川　そう。古代ギリシアやローマの人びとにとっては、包皮は価値あるものだった。逆に亀頭が露出しているペニスは、汚らわしいものと考えられていたらしい。包皮につつまれた姿こそ、ペニスの正しいありようだと考えていたんだろうね。

Q　じゃあ、今の日本とは反対なんだ。ローマ帝国では露出しているペニスは、恥ずかしいからわざわざ手術して包茎にしてもらったということ？　それで、包茎再生手術をうけたことも恥ずかしいから黙ってた？

石川　そういうことだろうね。たしかに今の日本の男性だって、自分が包茎手術をうけたなんて、ぜったいにいわないだろうからね。

　ひとつつけ加えておくと、ローマ人たちは根づよい男根崇拝をもっていた。彼らにとってペニスは、大地に豊かな実りをもたらすシンボルであり、悪鬼から自分たちを護ってくれる守護神でもあったんだ。だから身のまわりのあちこちに、ペニスの彫刻や絵があふれていた。たとえばポンペイでは、家々の外壁にペニスの浮き彫りがほどこされていたり、玄関にプリアポスという大きなペニスの神さまの壁画が描かれていたりするし、ペニスをかたどった陶器や銅器もたくさん出土している。こうした信仰に関わるペニス像は、ほとんどがエレクトした状態で表現されているけれど、亀頭が露出しているものが多い。青銅製のペニスなんかは、亀頭がツヤツヤに光っていたりする。ということは、ローマ時代の

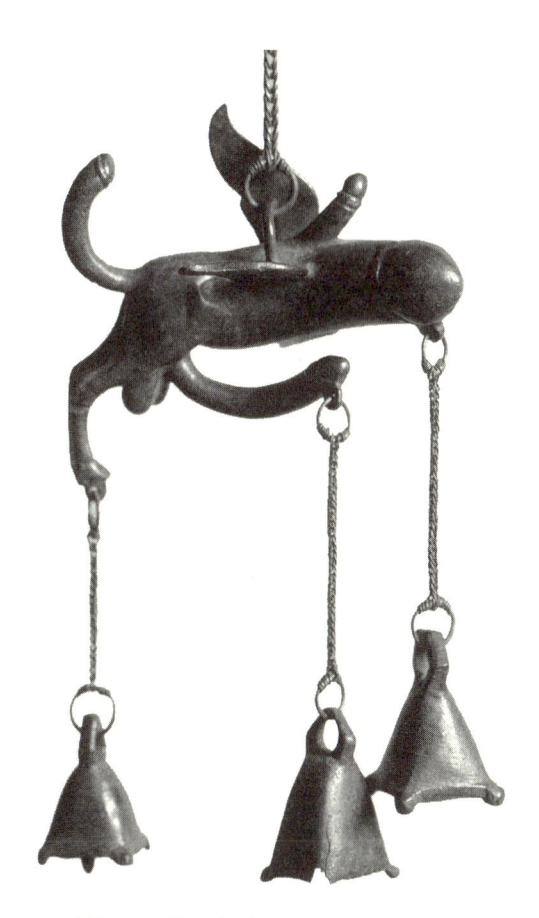

有翼のペニス像で邪気ばらい
ローマ人たちは邸宅の玄関や中庭に、ティンティンナーブルムとよばれる風鈴を吊るした。涼やかな音色で邪気を遠ざけるためのオブジェだが、魔除けパワーを増強するために、しばしばファロス（勃起したペニス）のデザインがもちいられた。

人びとは、ふだんは皮をかぶっていて、エレクトしたときは亀頭が露出するというのが、よいペニスだと思っていたのかもしれないね。

Q　ふーん。仮性包茎がいちばんよかった、ということ？

石川　さあ、そこまで言い切れるのかどうか。なにせギリシアの陶器画や彫刻には、エレクトしているのに皮をかぶったままというペニスの表現がやたらに出てくるんだ。ギリシア人たちは長い包皮を価値あるものとみなしていたし、大きいペニスより小さいペニスを尊んだともいわれていて、日本人のペニス観とはかなり違っていたみたいだね。

話をもどすと、ギリシア・ローマ時代の男性が、包皮の再生手術をうけるのには２つのケースがあった。ひとつは自然状態でムケていたために「美しい包茎」にする手術をうけるばあい。包皮が短すぎて亀頭が覆われていないペニスは、一種の病気とみなされて、治療の対象となったんだ。それともうひとつ、手術が必要になるのは、幼児のときに割礼をうけたため――つまり人工的にムケたペニスを、もういちど自然な状態にもどすばあい。

Q　割礼されたペニスを、またもとにもどす？　なんでそんなムダなことするの？

石川　なんかバカバカしいと思うだろ。でも当時、包皮の再生手術をうけた人びとにはどうしてもそうする必要があったんだ。そこのところを説明しようとすると、どうしても割礼の歴史について聞いてもらわなければならなくなる。

割礼はいつはじまったのか？

Q　割礼の歴史って、いつごろまでさかのぼれるの？

石川　ものすごく古いことだけは確かだね。紀元前24世紀ごろのエジプトの墳墓に割礼場面のレリーフが残っているし、紀元前4000年ごろのミイラで、割礼の痕跡が見つかったという話もある。[10・48]

Q　なぜペニスを傷つけたりしたんだろう？

石川　エジプト神話では、太陽神ラーが自分でペニスを切り、したたるその血からさまざまな神々が生まれたとされている。エジプトの割礼は、この太陽神信仰と関わりがあると考えられているようだね。[10] でもエジプト以外の地域でも古くから割礼は行なわれていたわけだから、割礼の起源をラー神信仰のみにもとめるわけにはいかない。自分のたいせつなものを犠牲としてささげるのだという説もあるし、ミソギの意味があるという人もいる。人間というのは汚れた存在だから、神さまに祈りをささげるときには自分の身体を清浄にしなければならない、そのために包皮を切ったのだろう、という説だね。子どもから大人になる「通過儀礼」として割礼を行なう民族もいるし、はっきりいって割礼の起源につい

第1章　包皮ルネサンス

ては定説はないんだ。

Q 包茎がイヤだったから、割礼がはじまったという学説はないの？

石川 砂漠ではなかなかお風呂に入る機会がないから、ペニスを衛生的にしておくために割礼がはじまったという説はあるけどね。でも砂漠では割礼が必要なんだといわれても、砂漠に暮らす民族のすべてが割礼をするわけではないから、あまり説得力はない。

ユダヤ教とイスラム教の信者たちは、現在でも割礼をつづけているけれど、その根拠になっているのは『旧約聖書』の創世記17章にある、アブラハムの割礼の記述だとされている。アブラハムは神と契約を結ぶため、一族のすべての男子といっしょに割礼をうけた。このときヤハウェの神は、イスラエルびとと神との契約のしるしとして、すべての男子は割礼をうけねばならぬと命じたというんだ。これ以後、ユダヤ教を信じるイスラエルの人びとは必ず割礼をうけることになったというわけ。ユダヤ教の教えでは男児は生後8日目に割礼をうけることになっている。ユダヤの流れをくむ男性たちは、ダヴィデもソロモン王もイエス・キリストも、みな割礼をしたんだ。

Q ということはキリスト教徒も割礼をしなければならないの？

石川 それがちがうんだ。ユダヤ教徒の割礼は、ギリシアやローマの人びとにはすごく評判が悪かった。ギリシア人たちは、人間の肉体は美しいものだと信じていたから、自分の

肉体を傷つけたり変形させてしまうなんて、とても許せないことだった。肉体美に対する冒瀆だと思ったんじゃないかな。ローマ人も割礼を嫌っていて、ユダヤ教徒の割礼を死刑をもって禁じようとした皇帝もいた。紀元前2世紀のシリア王国でも、割礼をほどこした者を死刑に処すという法令がだされている。古代から包皮再生の手術が行なわれたというのは、そういう理由があったからなんだ。割礼したペニスを見つけられて、死刑になったんじゃたまらないからね。

Q でも裸で暮らしてるわけじゃなし、ペニスを他人に見せないようにすればいいだけじゃん。

石川 ギリシア・ローマの時代にはスポーツは真っ裸でやるならわしだった。古代オリンピックのアスリートを描いた絵画や彫刻はみな裸だろう。不正をしないよう、全裸で競技をしたんだ。さっきもいったように、人体は美しいものだとみなされていたから裸でも問題はなかったのだけれど、ただし、公衆の面前でペニスの先端が、つまり亀頭の部分が露出してしまうことは、不作法だと考えられて、タブー視されていた。だから古代のアスリートで包皮が短めな人は、あらかじめ先っぽをヒモで結んだり、口輪をはめたりしてから競技にのぞんだんだってさ。

もうひとついうと、ローマには巨大な公衆浴場跡も残っているくらいで、ローマ人たち

はたいそうお風呂が好きだった。人前で裸になる機会は少なくなかったから、ローマ人の社会に溶けこんで暮らそうとするユダヤ教徒たちは、自分のペニスが割礼されていることを隠さねばならなかった。だから包皮再生はけっこうポピュラーな手術だったのだと思う。そうでなければ、手術の方法が文献に残ったりはしなかったろうね。

Q　ローマ時代の外科の手術って、なんか怖そうだな。麻酔なんかあったの？

石川　もちろん麻酔はない。でもずいぶんと洗練された外科手術で、1世紀のセルサスとか2世紀のガレノスとか、名だたる医師もいた。ガレノスは医術の父とも呼ばれているね。これとは別に、外科手術によらない包皮再生法もあって、包皮をひっぱって少しずつのばしていく。

Q　ひっぱるって、どうやって？

石川　当時はオモリを使ったらしい。ブロンズなどで小さなオモリをつくって包皮にぶら下げて、その張力で包皮をのばしていくんだ。ちなみにこのオモリは「ユダヤのオモリ」と呼ばれていた。65

Q　そんなに簡単にのびるものなの？

石川　時間はかなりかかっただろうけどね。もともとユダヤ教の割礼は、包皮の先端部分をちょこっと切りとるだけで、現在の包皮切除のような徹底したものではなかった。亀頭

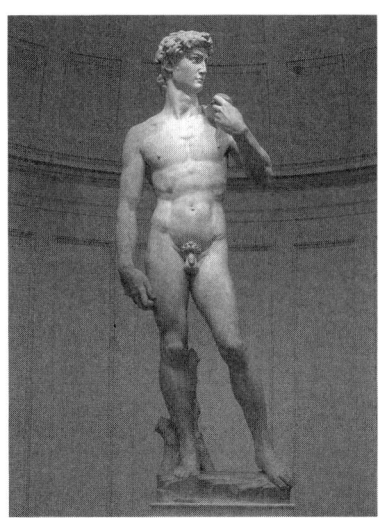

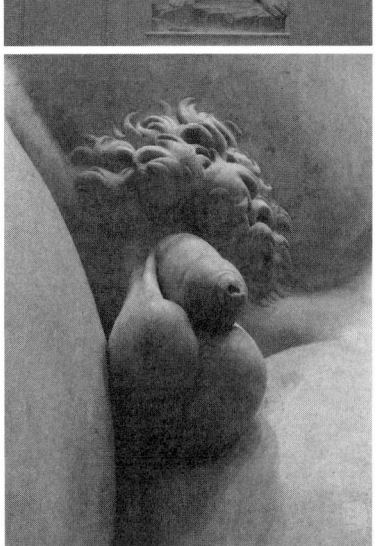

ミケランジェロ《ダヴィデ》の謎

イスラエルの王ダヴィデはユダヤの規律にしたがって生後8日目に割礼をうけたはず。なのになぜミケランジェロ作のこの像は包茎なのか？ この問題については美術史家のみならず、医師たちもながく頭を悩ませてきた。少年ダヴィデの顔と、巨人ゴリアテ（ペリシテ人であり割礼はしていない）の下半身を合体させたものだとの説（文献26）が医学誌に登場したこともある。［巻末 vi 頁参照］

第1章　包皮ルネサンス

が露出しているといっても、先端部分が少し顔をのぞかせているていどで、だからスポーツ競技に出るときは、包皮をひっぱっておいて先端をヒモで縛ってなんとかゴマかせた。たぶんそんなアスリートの誰かが、長期間ひっぱっていると包皮がのびることに気づいたのだろうとみられている。先端をヒモで縛るよりも、オモリをぶら下げるほうが効果的にひっぱることができるというわけで、やがて「ユダヤのオモリ」が発明される。オモリを装着しているあいだはしばらく不自由でも、包皮がのびてしまえば、大手をふってローマ社会のなかに入っていくことができたんだ。

Q だったら最初から切らなければいいのに。

石川 ユダヤ教徒なんだから、そうはいかないよ。包皮を切りとってあることは、ヤハウェの神に誓いをたてたしるしであり、ユダヤ教徒である証明でもあったんだ。
だから正統派のユダヤ教徒にとっては、包皮をのばして異教徒と見わけがつかない状態にするなんてもってのほかだった。そこでユダヤ教徒である"しるし"が誰の目にも明かなように、包皮を徹底的に切りとってしまう、新しいスタイルの割礼が考えだされたのだといわれている。ちょっとやそっとじゃ包皮を再生できないようにしてしまったというわけ。現在、アメリカなどで行なわれている割礼は、じつはこのスタイルなんだ。[22,65]

Q じゃあ割礼したアメリカ人には、絶対に包茎はいないということだね。

石川　まあ、そう考えていいよ。例外もあるんだけどね。

さて、キリスト教もユダヤ教から分かれたわけだから最初のうちは割礼を行なっていた。けれども使徒パウロが、「肉体の割礼」よりも「こころの割礼」が重要であると主張して、割礼の廃止を訴えた。パウロはキリストの使徒のひとりだからね、紀元1世紀半ばの話だね。パウロが主張したのは、要するに信仰とは精神の問題なのであって、身体の一部を切りとったからといって神との契約が成り立つわけではない、ということだった。代わりにキリスト教では洗礼が入信の儀式として重要視されるようになり、これが布教には大いにプラスしたと考えられている。ローマ人たちだって、痛みをともなう割礼をうけてまで改宗するのはイヤだけれど、洗礼ならうけてもいいと思ったんじゃないかな。

Q　ユダヤ教のほかには割礼をする宗教はないの？

石川　イスラム教徒も割礼を行なっている。アラブの人びともアブラハムの子孫にあたるわけだからね。イスラム法学では割礼は勧告されているだけで、強制はされていないそうだけど、でも現在でもイスラム教の男子のほとんどは割礼をうけているらしい[10]。ユダヤ教とちがって割礼をする時期は定められていないんだよね？

Q　キリスト教ではいまも割礼を行なわないんだよね？

石川　そう。カトリックもプロテスタントも、割礼は行なわない。

第1章　包皮ルネサンス

Q とすると、アメリカで割礼がさかんに行なわれているのはなぜなの？

石川 それが問題なんだ。アメリカやイギリスで割礼がさかんになったのは19世紀の半ば以降のことで、宗教的な理由ではなく、医学的な理由からはじまったことだった。

Q 医学的な理由？

近代医学が割礼をとり入れた理由

石川 単刀直入にいうと、割礼が導入された最大の理由は、マスターベーションの防止だった。

Q マスターベーション？ 自慰行為をやめさせるために、割礼を行なうようになったというの？ まだそのころはオナニーが罪悪だと考えられていたから？

石川 そう。いまでもそう思いこんでいる人がいるけどね。古くからマスターベーションは罪悪だと考えられてきた。でもそれは「道徳的」に悪いことなのであって、医学とはなんの関係もなかった。ところが19世紀になると、マスターベーションは健康に害をおよぼすという説がさかんに唱えられるようになる。常習者は結核になるとか、心臓病や身体のマヒをひきおこすとか……。

Q　結核って伝染病でしょう？

石川　コッホが結核菌を発見したのは1882年だけど、その少し前、1860年代くらいからイギリスやアメリカなど英語圏の国々で割礼が普及しはじめた。結核の原因になるという嫌疑はやがて晴れたけれども、もしマスターベーションが子どもたちの健康を損なう可能性が少しでもあるなら、それを防止するよう努力するのは医師の務めということになる。宗教的な儀礼としても行なわれてきた割礼が、医学の分野で議論されるようになったのにはそういう背景があったんだ。

Q　つまり、割礼を医学に利用しようということ？

石川　まあ、そういうこと。でも「割礼」という日本語は儀礼的な印象が強すぎて、医学用語としてはちょっとなじまない気がするんだよね。英語では宗教的な儀式も医学的な手術も「サーカムシジョン」と呼んでいるけど、直訳して「環状切除」とか「包皮切除」といったほうが、医療にたずさわる立場からすると、しっくりする。だからこのさき「環状切除」とか「包皮切除」ということばが出てきたら、「宗教には関係のない割礼」のことだと思ってほしい。▼注1

Q　わかった。こっちも、さっき先生がいったことで、すごく気になってることがあるんだけど、そもそもマスターベーションって、ほんとうに健康に害があるの？　少なくとも

いまはそんなことといわれていないよね？

石川　現在ではね。でも19世紀には、それこそありとあらゆる健康障害がマスターベーションのせいにされた。記憶力を弱めるとか、子どもの注意力が散漫になるとか、怠けぐせがつくとか、無関心になるとかいった望ましくない「症例」はマスターベーションの結果であり、この悪癖(あくへき)を克服できない子どもは狂気におちいり、やがては自殺するとまで断言している本もある。22

Q　それって、ちゃんとしたお医者さんがいったり書いたりしていたの？

石川　いまのは1903年に刊行された『理想的な女性』という本に書いてあることで、筆者は女医さんだよ。これから結婚し、母親になる女性の心がまえを説いた、現代でいえば一種の暮らしのマニュアル本だろうね。

Q　そんな本を読んでる母親はぜったいゴメンだね。

石川　しかたがないよ、時代がそうだったんだから。それに女性たちだって無傷だったわけじゃない。19世紀の半ばにはヨーロッパでも、女性のマスターベーションを"治療"するために「割礼」が行なわれていた。

Q　女性の割礼？

石川　現在もアフリカの国々やイスラム教国の一部で行なわれているけれど、生殖器を部

Q　いまでも行なわれているといったよね。

石川　そう。現在でも世界じゅうで年に約200万人もの女性が割礼をうけているという報告がある。ずいぶんひどいことをすると思うだろう。女性の割礼廃止を訴えている活動家や団体も多いのだけれど、いっこうに減らない。イギリスでは19世紀中には女性の割礼はさすがになくなったらしいけど。▼注2

Q　でも、そうすると男性の割礼も快楽のもとを取り去るのが目的だったわけ？

石川　男性のばあい、クリトリスにあたるのは亀頭だからね。さすがにこれを切りとることはしなかった。かわりにユダヤ教の「割礼」のやり方を、医療行為として導入したということだろうね。1895年にある医師がこんな文章を書いている。「最良の結果をもたらすためには、皮膚と粘膜とをじゅうぶんなだけ切りとり、あとで勃起（ぼっき）したときに包皮がぴんとはりつめた状態になるようにしなければならない。傷が治ったときに、包皮にあそびがないようにしておく。……包皮にあそびがあると、患者は必ずや悪癖を再開するだろ分的に切りとってしまうんだ。19世紀前半のイギリスで行なわれていたのは最も敏感なクリトリスの切除だった。ひどい話で、自慰過剰の少女にこの手術をほどこしたところ、知的障害が治ったなんて報告もある。つまり動機となる快楽のもとを取り去ってしまえば、マスターベーションはしなくなるだろうと……。

う。時間とエネルギーとを、惜しむことなく快楽を得るために費してしまうだろう……」。

Q　包皮がだぶついているからコスるんだ、って論理だね。あまりに単純じゃない？

石川　100年以上前の医学知識だからね。いまの考えで理解するべきではないよ。なにしろ悪い癖をやめさせるためだから、手術は懲罰の意味をこめて麻酔なしで行なわれねばならないと書いている医師もいるくらいでね。ペニスを見るたびに、痛みを思い出して自慰する気分を萎えさせようとする、一種の条件づけ療法というわけ。

Q　ひどいなあ。パブロフの犬なみのあつかいだね。だいたい割礼でマスターベーションを防止するなんて、ほんとうにできるの？

石川　どうかなあ。でも当時は、そう信じている人がいたことはたしかだね。1935年の「ブリティッシュ・メディカル・ジャーナル」にこんな文章が載っている。「すべての男児は包皮切除を受けるべきだと提言したい。包皮を切除した男性は、マスターベーションをする率が少ないことは明らかだ」。

Q　信頼できる雑誌なの？

石川　うん、「ブリティッシュ・メディカル・ジャーナル」というのは、英国の医師会が発行している医学雑誌で、現在もつづいている一流誌だよ。あの雑誌にこんな主張が載っていたのかって、はじめてこの文章を読んだときはほんとうに驚いた。アメリカ医師会の

雑誌（現在の「JAMA」）の1928年の号でも、あるお医者さんがマスターベーションの防止や性病予防などを理由に新生児の包皮切除を勧めている。当時の最先端医学で医療行為としての割礼——包皮切除が礼賛されていたのは事実だよ。たぶん、包皮を切りとるとペニスの感覚が鈍ると考えられていたんだろうね。つまり自慰する動機が失われると。

Q ひどいな。女の子の割礼と同じじゃない。人権をまったく無視しているよ。1930年代になってもそんな状況だったなんて、近代医学って、けっこういい加減だったんだね。だけど、マスターベーションが身体に悪いっていうのは迷信だったわけでしょ。それなのに、なぜいまだに割礼をつづけているんだろう？

石川 マスターベーションの防止だけが動機ではなかったからさ。というよりむしろ、その後になって、新しい動機がつけ加わったというべきかもしれない。

もともと包皮の切除は、マスターベーションという悪癖をなおす「治療法」として医学に導入されたものだった。ところがその効能がだんだんに拡大していって、頭痛、精神障害、てんかん、身体のマヒ、斜視、水頭症など、あらゆる病気に効く万能療法とみなされるようになる。習慣的なけいれんや夜驚症にも効くと考えられていた。

Q ヤキョウショウ？

石川 夜に驚く、と書く。たとえば、小さな子どもが悪夢を見てとび起きたりする。これ

がたび重なると両親が心配して小児科医につれてくる。するとお医者さんは、ああこれは夜驚症ですね、割礼をすれば治りますよって……。

石川　そう思うだろ。でも100年前のイギリスのお医者さんだったら、治るほうに賭けたかもしれない。いや冗談じゃなく、包皮切除はほんとうに万病に効くと信じられていたみたいなんだ。そうしてさらに、病気の治療法だった割礼が、やがて病気の予防法とみなされるようになっていく。言ってる意味がわかるかい？　以前は病気になった患者さんだけに包皮の切除をほどこしていた。それが、病気になる前に切除しましょう、って論理に変わっていくんだ。

Q　つまり健康な人でも手術したほうがいいと？

石川　そのとおり。ダブついた包皮を残しておくと、あとあといいことはないから、切っちゃいましょうと。

Q　でもなぜそんな乱暴なことがいえちゃうんだろ？

石川　やっぱり万能療法と考えられていたことが前提としてあるんじゃないかな。それと、手術をしたペニスは余分な包皮がなくなってムキだしになるわけだから、アカがたまらなくて衛生的だというのは、誰でも理解できるよね。だから性病にもかかりにくいし、陰茎

Q　ほんとうにそうなの？

石川　はっきりいってじゅうぶんなデータがあるとはいえない。でも包皮を切りとることは衛生上は好ましいものだと、少なくとも軍隊では考えられていた。性病の予防は軍医たちの最大の課題のひとつだったからね。第1次世界大戦から第2次世界大戦にかけて従軍したアメリカの兵士たちは、軍医から切除を強制されたという。本当かどうかわからないけれど、軍法会議か手術か、どちらか選べといった脅しがあったと書いている人もいる。[39]

Q　でもほんとうのところ、包皮をちょん切ることは健康にいいんだろうか？　包茎と性病の関連があるのかどうか。包皮を切除することで陰茎ガンが防げるのかどうか。

Q　で、結論は出たの？

石川　その結論を出すために、この数十年間、世界の医学者たちは苦労を重ねてきたんだ。

Q　はっきりいはね。もちろんまだ未解決の問題も残っているけれど、現時点では、包皮の切除には医学的メリットはない、という意見が医学界の大勢をしめている。

Q　でもいまだに医学的な割礼をつづけている国もあるんでしょう？　だいたい論争があるってことじたい、包皮を切っちゃうことの効用が疑問視されている証拠じゃない。なぜ欧米では、身体にいいかどうかもわからない手術をつづけてきたんだろう。

石川　正確にいうと、医学的な割礼を行なっていたのは英語圏の国だけだった。具体的にいうと、イギリス、アメリカ、カナダ、オーストラリア、ニュージーランドだね。ヨーロッパ大陸の国々では行なわれていない。

包皮の運命を変えたガードナー論文

石川　英語圏の国々で包皮切除の手術がつづいていたのは、包皮を残しておくことがのちの害をおよぼすと考えられていたからだった。つまり「包皮性悪説」だね。性悪なものは、人生の最初に除去しておこう、ということ。これは予防医学の基本だからね。

ところが第2次大戦がおわってまもない1949年、生まれたばかりの赤ちゃんの包皮切除には医学的なメリットはないという画期的な見解がイギリスで発表された。メリットがないだけでなく、合併症をおこしたり死亡する例もあるというショッキングな報告が、例の「ブリティッシュ・メディカル・ジャーナル」に載ったんだ。この論文が出た翌年、イギリスでは新生児の包皮切除手術が保険制度の対象から外されて、それ以後、手術の件数は減っていって、いまでは宗教的な割礼を除けば、きわめて少なくなっているという（真性包茎の治療をふくめて、15歳までに切除手術をうける男児は、2000年の時点で全体の3・8パ

ーセントほどと推定されている）。オーストラリアやニュージーランドでも手術をうける男児の比率は減ってきているけれど、アメリカだけはまだまだ高い。

Q　どんな論文だったの？

石川　「包皮の運命」という、とても象徴的なタイトルがつけられていた。書いたのはガードナーという小児科医で、この人は、ひとことでいうと包皮の味方だった。彼の主張には2つの柱があって、ひとつは包皮にはちゃんとした機能があるのだから、残すべきだというもの。もうひとつは、包皮の切除にはいろいろな効用があると信じられていたわけだけれど、実はなんの医学的メリットもないという主張だよ。

さっきもいったように、男子はすべからく包皮を切除すべしという「医学的な信念」の根底にあったのは、ペニスの包皮というのは、いってみれば盲腸のように不要な器官なのだから取ってしまえ、っていう考え方だった。そのうえ包皮を残しておくと、のちのち性病にかかりやすくなったりガンのもとになったりするということになれば、どうしたって人生の早い段階で切るほうが望ましいという結論になるだろう。これに対して、包皮の味方ガードナーは、包皮には亀頭を保護するという重大な役割があるんだということを、ペニスの発達プロセスに則して立証したんだ。

Q　「包皮性善説」だね。

石川　そういうこと。

Q　でもペニスの発達プロセスって？

石川　包皮ができはじめるのは、受胎後8週ごろで、ペニスの形成と歩調をあわせて包皮も成長していく。妊娠16週ごろになると、包皮は先端部までペニスをまるごと筒状に覆って、亀頭はすっかり包まれてしまう。包皮の内側の亀頭に接している部分は、亀頭の表皮とぴったりくっついているのだけれど、この接合部分の薄い細胞層は、年月がたつにつれて少しずつ壊れていって、やがて包皮と亀頭のあいだには小さなスキマがあちこちにできはじめる。このスキマが亀頭ぜんたいにひろがっていき、すると包皮と亀頭の接合面積はどんどん小さくなって、ついには包皮をクルリと反転させて、亀頭を露出させることができるようになる。

Q　ムケるってことだね。

石川　そう。英語では「リトラクト」というんだけれど、この「反転」がペニスの成長にとってはとても重要な出来事で、「ペニスの成人式」といっていいくらいだ。問題はこの「反転」がおこる時期が人によってまちまちであること。3歳までに反転可能になる人もいれば、20歳代までペニスが「成人」しない人もいる。ガードナーは5歳までに90パーセント以上が「反転可能」になると主張したんだ。[32]

Q　5歳でムケちゃうの?

石川　いや、ムケるわけじゃなく「反転が可能になる」っていうこと。生理学的にいうと、包皮の内側と亀頭の接合部分が消えて、分離した状態になるってことだね。手をつかえばムクことはできるけど、自然にムケるわけじゃない。

問題は、なぜ包皮が反転できない状態で生まれてくるのか、ということ。これにはちゃんと意味があるとガードナーは考えた。生まれたての赤ちゃんにはオムツが必要だけど、ぬれたゴワゴワの布に亀頭のデリケートな表皮がこすられたらどうなると思う。かんたんに傷ついて炎症をおこしてしまうだろう。包皮はそれを防いでいるのだから、わざわざ手術でこれを除去してしまうのは愚の骨頂であるという論理だね。

さらにいうと、オムツを長らく換えずにおくと、バクテリアが尿素を分解してアンモニアがつくられる。アンモニアは嗅ぐだけでも刺激があるけれど、肌にとっても大敵で、放っておくとアンモニア皮膚炎をおこしてしまう。長期にわたりアンモニアにさらされた包皮は厚くなって、診察したお医者さんによっては、炎症をおこした包皮は手術で取ってしまいましょう、という判断を下すばあいもある。でもガードナーにいわせれば、包皮がアンモニア皮膚炎をおこしているのは、まさに亀頭を保護している証拠なのであって、切除をする必要などさらさらない、というわけだ。包皮がなくなったら、こんどは亀頭の皮膚

が直接アンモニアにさらされてしまう。こまめにオムツを換えればすむことなんだ。

Q ようするにガードナー先生は割礼が嫌いだった。

石川 その通り。

Q なぜだと思う?

石川 ガードナーは論文のなかで、包皮の切除手術の後におこった新生児の感染症や死亡例のデータを報告してるんだ。当時のイギリスでは、年に平均して16人の赤ちゃんがこの手術が原因で死亡していた。これが彼が包皮の切除に反対した最大の理由だろうね。

Q 割礼の手術で死んでしょう?

石川 うん。計算上は、アメリカでは現在でも年に2〜3人が新生児の包皮切除で命を落としている、という人もいるけれど、じっさいに新聞などで報道されるのは数年に1件くらいど。最近では1998年にオハイオ州クリーヴランドで、2002年にカナダのヴァンクーヴァーで死亡事故がおきている。なにしろ膨大な数の手術が行なわれるわけだから、確率的には危険な手術とはいえないかもしれない。けれど、もし医学的なメリットのない、本来は不必要な手術だったとしたら、どんな弁護も成り立たないだろうね。

Q 包皮を切りとっちゃえば性病にかからないとか、ガンにならないとかいう話はどうなったの?

石川 性病に関しては、先行する2つの研究成果を引用して、包皮の切除には性病予防の

効能はないとガードナーは力説している。

Q　ガンは？

石川　ガンについては、とても慎重な態度をとっていて、というのは5歳までに包皮を切除された男性は、陰茎ガンにかかりにくいという統計がすでに報告されていたからなんだ。当時、陰茎ガンの原因として疑われていたのは、包皮のあいだにたまる垢だった。恥ずかしい場所にたまった垢なので、恥垢（ちこう）とよばれている。オシッコや、包皮の分泌腺（ぶんぴつせん）から出る体液のカスなどがたまったもので、お風呂に入ったときに水洗いすれば簡単におとすことができるのだけど、洗わずに長いあいだ放置しておくと、この恥垢がやがて発ガン物質になるという仮説が有力視されていた。つまり包皮は危険な物質をつくる、悪の温床だというわけだね。だから除去してしまえと。これに対してガードナーは、5歳になれば90パーセント以上が「反転可能」なのだから、きちんと洗って恥垢がたまらないようにしておけば、包皮の切除は不要だと主張した。陰茎ガンの患者にはたしかに包茎が多いのだけれど、もうひとつ別のリスク要因があって、衛生観念のない汚れたペニスの持ち主ほどガンになる危険性が高かった。ガードナーは、包皮が問題なのではなく、汚いことが問題なのだと指摘したというわけ。ほんとうのところをいうと、5歳で90パーセント以上が「反転可能」になるというのは、現在では、ちょっと過大評価だということがわかっている。最近の統

計をみると、5歳時の「反転可能率」は25〜30パーセントとされているからね。

Q 90パーセントとは、ずいぶんサバを読んだものだね。

石川 ガードナーは、5歳までに包皮を切除した男性に陰茎ガンが少ないというデータを気にしていたのだろうと思う。切除賛成派がかならずついてくるところだからね。

Q 論争は起こらなかったの？

石川 どうだったのかな。でも翌1950年に、新生児の包皮切除の手術が保険制度から外されたということは（病気の治療としての包皮切除は別）、けっきょくガードナーの主張がイギリスでは受け入れられたといっていいのだろう。包皮切除の効果を疑問視する専門家も少なからずいて、そういう人びとを代表して、ガードナーが論文を発表したと考えていいんじゃないかな。

アメリカの"包皮の味方"プレストン

Q アメリカにはそういう情報が伝わらなかったの？

石川 どうもそうらしいね。アメリカではさらに20年以上たった1970年になって、プレストンという空軍の軍医が「包皮はどこへ？」と題した論文を発表した。アメリカ医師

会の雑誌「JAMA」に掲載されたこのレポートは、新生児の包皮切除には望ましくない悪影響がある、ということを明確に示していたんだ。プレストンが第一に指摘したのは、包皮の手術がさまざまな合併症をひきおこすということ。出血するし、傷口が感染症になるし、切除の痛みが精神的なトラウマになる。

Q　痛みがあるって、麻酔はしないの？

石川　新生児に麻酔をするなんて、そっちのほうがよほど恐ろしいよ。新生児は痛みを感じないと考えられていたし、たとえ痛みを感じていたとしても生まれてすぐの手術なら、あとあとまで覚えているわけがない。そこで包皮切除はできるだけ早い段階に行なうのが望ましい、ならば出産直後でお母さんが入院しているうちに手術するのがいちばん合理的ではないか、というわけで産院での手術が一般的になっていったんだ。

新生児の包皮切除はずっと麻酔なしで行なわれてきたのだけれど、この手術が赤ちゃんに悪影響をおよぼす可能性があることが、だんだんにわかってきた。

Q　悪影響って？

石川　血中のホルモンを測定すれば、人間がどれくらいのストレスを感じたかを客観的データとして示せる。包皮の切除は、赤ちゃんに過度の緊張を強いていることが明らかになって、現在ではさまざまな無痛法が使われるようになっている。麻酔ほど強い薬ではない

Q　少し安心したよ。

石川　プレストンが問題にしたのは、医療は将来の病気を予防し健康な肉体をつくるために行なわれるべきなのに、実際には切除手術をうけた新生児には感染症などが（うけない者よりも）多くおこるという事実だった。

Q　それじゃあ包皮を切るってことは、身体に悪いんじゃない。

石川　そう。疾病のリスクを高めることは確実だね。亀頭を保護する包皮を切りとってしまうのだから、亀頭に問題が生じるのは当然だろう？　包皮を切除された新生児100人を追跡した1966年の調査では、半数ちかくが何らかの問題をおこしていた。外尿道口潰瘍が31人、外尿道口狭窄8人、感染症が8人。包茎になった子も1人いた。[60]

Q　割礼の手術をうけたのに包茎になっちゃうの？

石川　手術の後遺症で包皮の先っぽが狭まったんだろうね。すると包皮を反転できなくなるから、包茎といわざるをえない。包茎というのは、もちろん包皮の長さも重要だけど、それよりも包皮の開口部の広さが問題なんだ。外尿道口潰瘍というのは、オシッコの出口のところがただれてしまうこと、外尿道口狭窄というのは外尿道口が狭まってオシッコが出にくくなること。新生児の包皮切除にともなうトラブルはほかにもあって、器具の操作

ミスで陰囊の皮膚を傷つけたり、誤って亀頭を切り落としてしまったり……。

Q　うわぁ……。

石川　もちろん滅多にあるわけじゃない。でも実際に手術ミスでペニスを失ってしまい、性転換の手術をうけたケースもあって、ひどく深刻な事例も報告されている。▼注3 そうした極端なケースは別にしても、新生児の手術にはさまざまなトラブルを招く可能性がある、というのがプレストンの主張の第一点。そしてもうひとつ、彼が力を入れたのは、包皮の切除がガン予防に役立つという通説を否定することだった。

Q　ガードナー先生が苦労していた点だね。

石川　そうだね。プレストンは、衛生観念の発達したスウェーデン男性（ほぼ100パーセントが無傷の包皮をもっている）には陰茎ガンが少ないという研究や、ヒトの恥垢をマウスやサルの生殖管に接種してもガンが発生しなかったという動物実験を引用して、包皮切除とガン予防には直接的な因果関係はないと主張した。

Q　プレストンさんがなにか新しい発見をしたというのではないの？

石川　彼がやったのはいわゆるレヴューというタイプの仕事で、既存の数多くの研究論文に丹念に目を通して、そこから一般的な結論をみちびきだす。ある意味で1970年の時点で多くの医学者が共通して感じていたことを先どりして、明快に論証してみせたといっ

45　　第1章　包皮ルネサンス

ていい。

アメリカ小児科学会（AAP）が翌1971年に、新生児の包皮切除には医学的な裏づけがないという声明を発表したことをみれば、プレストンの論文はまさに、時代がこの手術を必要としていたものだったといえるだろう。この声明が功を奏したのか、アメリカでこの手術をうける男児の比率は1970年代の前半をピークに、減りはじめたという（1980年代初頭がピークとする推計もある）。それでも2001年の時点で55・1パーセントというのだから、おどろくほかはない。アメリカ人は「割礼」が好きなのかな、とさえ思えてくる。

Q 包茎が嫌いなのかもしれないよ。でもアメリカで「割礼男性」の比率がなかなか下がらないというのはどうしてなのかな？

石川 手術に反対するお医者さんばかりじゃないからさ。アメリカには新生児の包皮切除に賛成するお医者さんもおおぜいいて、彼らは自分たちのやっている手術がガンや性病などの予防に役立っているというデータを探しだしてきて、論文を発表する。すると反対派がその研究を否定するといったふうに論争がつづけられてきた。プレストンの論文やアメリカ小児科学会の声明は、論争の終わりではなく、開始を告げる合図だったんだ。

Q その論争になかなか決着がつかなかったってことは、包皮の切除にはメリットも、デメリットも、両方あったということじゃないの？

石川　必ずしもそうはいえないよ。アメリカでは包皮切除は一種の文化というか、社会的な伝統のようになってしまったから、そう簡単に改めるわけにはいかなかったというのが実情だろうね。長年にわたり切除手術をつづけてきたお医者さんにすれば、ある日とつぜん貴方のやってきたことは間違っていました、といわれるようなものだからね。そんなバカな、包皮切除は身体にいいにきまってる、よし自分が証明してやるぞ、と意気ごむ研究者も少なくなかったはずだ。だからこそ真剣な議論がたたかわされたんだ。

論争の決着はなかなかつかなかったけれど、1970年代以降、アメリカではいろいろな変化があった。まず手術前のインフォームド・コンセントが徹底されるようになり、包皮を切除することについての社会的な関心が高まってきた。それまでは、都市部の大きな病院で生まれた男の子には、ほぼ自動的に切除手術をほどこすようなシステムになっていたんだ。お産をすませた母親のところに医師がやってきて、手術の内容について簡単に説明をして同意書にサインを求める。同意が得られるとすぐに手術が行なわれて、お母さんと一緒に退院するまでには赤ちゃんは包皮を失ってしまっている、というわけ。

Q　なんかオートメーション工場みたいだね。

石川　でも1970年代以降は、新生児の包皮切除にはプラス面だけじゃなく、マイナス面もあることをきちんと説明しなければならなくなった。失敗例について聞かされれば、

赤ちゃんの両親だっていろいろと医師に質問したり、周囲の意見を聞いたりして慎重にことを進めようとするだろう。以前のように無批判に受け入れるのではなく、この手術について真剣に考えるようになったというだけでも、大きな進歩だね。こうした流れのなかで、大人の男性たちのなかには、失われた包皮を再生しようとする人も出てきた。

Q　そこがわからないなあ。だってアメリカ人は包皮のないペニスが大好き、ってわけじゃない。なのになぜ好きこのんで包皮を再生したりするんだろ。

石川　包皮のないペニスが普通だと考える——というのは、切りとり賛成派の立場だよ。たしかにアメリカではほとんどの男性が生まれたときに切除手術を受けていて、亀頭がむきだしのペニスをもっている。でも、すべてのアメリカ男性が、それがペニスのあるべき姿だと思っていたわけじゃない。包皮のないペニスに疑問を感じたり、自分が不完全な存在だと思い悩む人もたくさんいたんだ。

Q　いったい何に思い悩む必要があるんだろ？

石川　包皮を切除されちゃった男性が自分のペニスによるとね——靴下をはいたら、穴があいていて親指がとび出してしまった、あのときの感じに似ているというんだ。完璧に身じたくしたつもり

なのに、親指だけがハダカで露出していたら、すごく中途半端で奇妙な感じがするよね。あれと同じで、自分の肉体には何かが欠けている、という居心地の悪さを感じてしまうらしい。おまけに1970年代になると、専門家たちも新生児の包皮切除には医学的なメリットがないと明言するようになった。とすると、改造された自分たちのペニスの医学的な正当性まで失われてしまう。包皮を切除されたペニスはいけないペニスであって、ペニスは包皮をかぶっているのが普通の姿なんだ──ということに気づかされたわけだ。

Q でもそれは、たんに切りとり反対派の言いぶんにすぎないんじゃない？

石川 そうかもしれない。問題は、その言いぶんがどれだけ「事実」に裏打ちされているか、だと思う。1971年にアメリカ小児科学会が新生児の包皮切除に対する見解をあらためたのは、ガードナーやプレストンの論文に集約されている数多くの研究で明らかにされた「新しい事実」があったからだ。そこで切りとり賛成派は、これとは別の「事実」を提示して相手をやりこめようとする。「事実」と「事実」のぶつかりあいが、包皮に対する知識を深めてきた。こうして明らかになった、包皮についての新しい知識が、アメリカの男性たちのペニス観を変えたんだ。

Q でも医学的な知識なんて、一般の人には手に入れようも␣、理解のしようもないんじゃない？

石川　そこがアメリカのすごいところでね。ようなる情報チャンネルがすぐにつくられる。切除に反対する組織がつぎつぎに設立されていくのだけれど、こうした組織がまず取り組んだのは、包皮に関する正しい知識をひろく一般に伝えることだった。切除手術のリスク、包皮再生の方法、手術をうけなかった赤ちゃんのペニスのあつかい方などさまざまな問題について、最新の研究にもとづく正確な情報をわかりやすく教えてもらえる。誰でも、最新の医学的知識にアクセスできるシステムができあがっていて、現在ではインターネットのおかげでそのシステムがますます強化されている。さまざまな関連分野の研究にいたるまで、膨大な数の文献を網羅した包皮問題けでなく、論争で重要な役割をはたした論文専門の電子ライブラリもできあがっている。その気になれば、キミだってガードナーやプレストンの論文をいますぐに読むことができるんだ。▼注4

1990年代の"包皮革命"

石川　包皮論争に話をもどすと、じつは包皮は悪者なんかじゃなく、ちゃんと機能を持っていることが、ようやく1990年代になってわかってきた。包皮に関する解剖学的知識

というのは、じつは15世紀からほとんど進歩していなくて、包皮の項目は最近の解剖学教科書からは省略されてしまう傾向にあった。完全に無用の長物あつかいで、これが安易な切除手術を招いてきたともいえる。ところが1991年にカナダのマニトバ大学のテイラーが、まったく新しい見解を発表した。22体の男性遺体のペニスを解剖した結果、生まれたときに切除される部分の包皮には、じつは多数の神経終末があることがわかったというんだ。

Q その発見にはどんな意味があるの？

石川 感覚器があるということは、その部分がとても重要な機能をはたしている証拠と考えていい。進化はムダな投資はしないからね。テイラーらの論文[71]（論文発表は1996年）によると、包皮の先端の折り返し部分から少し内側に入ったところに「リッジド・バンド」という、小さなヒダがたくさん集まったシワシワの部分があって、そこから「マイスナー小体」がたくさん見つかったという。マイスナー小体は触覚小体ともよばれていて、圧力に敏感に反応する。解剖学的な所見からすると、包皮のこの部分は指先や唇と同じような触覚を備えていることになる。つまりソフトなタッチを鋭敏にとらえることができるというわけ。

Q 包皮の先っぽが敏感なのは、なんのため？

石川　うーん。それが問題だね。論文によると、亀頭の皮膚そのものは軽いタッチや温度変化を敏感に感じることはできないし、ピンで突いても無感覚だと書いてある。

Q　亀頭が鈍感？　信じられないなあ。

石川　信じられないのはわかるけど、こと軽いタッチに関するかぎり、この2つはセックスするときに、互いに補いあうように機能しているのではないか、つまり包皮は亀頭を保護する機能だけではなく、セクシャルな機能ももっているのではないか——と、テイラーは別の論文[70]で書いている。

Q　包皮の先端に性感帯がある？

石川　解剖学的には、そういえる。そして包皮切除の手術ではそこが切断され失われてしまう。包茎の手術でもそこを切除するのが一般的だね。ようするにテイラーたちの発見は、人間が本来もっていた性感を返してくれという包皮なき男性たちの主張に、医学的な根拠を与えるものだといっていい。包皮があれば、もっと気持のいいセックスができたはずだ、どうしてくれるんだ——というわけ。

Q　うーん、たしかにそれは大問題かも。

石川　自分の意志とはまったく無関係に身体の一部をちょん切られて、大人になってから、じつをいうと貴方から切りとったパーツには非常に重要な機能がありました、なんて教えられたらほんとうにショックだと思う。しかも96年のテイラー論文によると、手術では予想外に多量の包皮が切除されていることがわかったんだ。両親に対する事前の説明では「数ミリ切るだけですよ」などというのがふつうだけれど、実際には切除は「平均3・4センチメートルにおよぶものだった」と書かれている。[71]

Q　3・4センチも切られちゃうわけ？

石川　赤ちゃんのときに切除されたのはもっと小っちゃな断片だったろうけどね。切除手術をうけていない男性（10体）の包皮の平均長と、うけた男性（12体）の包皮の平均長を引き算すれば、失われた包皮の長さがわかるだろ。それが3・4センチメートル。しかも最も敏感な神経組織を含む3・4センチで、包皮の51パーセントにあたると書かれている。サンプル数が少ないのが気になるけれど、包皮が無用のものだという従来の考えを根底から覆した、画期的な論文だったといえる。包皮切除を行なう根拠が失われただけでなく、この手術は人間の権利を奪う可能性があるということを示したわけだからね。

Q　でも包皮はひっぱれば再生できるんじゃない？

石川　包皮は再生できても、失われた神経組織を再生することはできないんだよ。

53　第1章　包皮ルネサンス

いまキミに理解してほしいのは、こういうことだ。ボクたちは長いあいだ、男児の割礼は、医学的にもいい結果をもたらすと信じこんできた。包茎はなくなるし、すべてのペニスは衛生的になるし、陰茎ガンは予防できるし、亀頭が露出した結果として早漏も少なくなる……というプラス面ばかりが強調されてきた。マスターベーションの防止という"19世紀的な動機"が失われたあとも、多くの人びとが新生児の包皮切除を支持してきたのはこのためだね。でもいまや、この手術を支えていたポジティヴな意味あいは失われてしまった。それどころか、包皮の先端を切りとることが新生児とその包皮の問題の、いつわらざる現状なんだ。さて、どうするか？──という選択をキミは自身で決定しなければならない。少なくともいますぐに変えろといわれても、無理だよ。

Q　いいたいことはわかるけど、包茎がイヤだという気持までは変わらないな。

石川　もちろんいますぐに意志決定しろなんていわないよ。むしろ逆で、じゅうぶん時間をかけて情報を集めてから、意志決定をしてほしいんだ。包茎の手術っていうのは、技術的には赤ちゃんにほどこす手術と同じだから、新生児の包皮切除について、これまで議論されてきたことは、そのまま包茎手術にもあてはまる。

Q　包茎手術も廃止すべきだというの？

石川　医療としての手術が必要になるケースもあるけれど、できるだけ手術はしないほうが望ましい、と考えている。たしかに外見上の問題はあって、日本ではローマ帝国とは正反対に包茎はみっともないという考えが根強いからね。美容形成が患者の心理によい効果をもたらすことがあるのと同じように、ペニスの形成手術にも精神衛生上のプラス効果があるのかもしれないけれど……。

Q　……あのさ、ひとつ教えてほしいんだけど、包皮の先っぽのあたりを残したまま、包茎じゃなくする手術ってないの？

石川　うーん、ペニスの根元の表皮を切りとって、その部分をつめて縫いあわせれば、できないことはないけれど。

Q　切られる部分の神経繊維はどうなってるのかな？

石川　そのばあいは、刺激を感じ取る神経の末端は切除されないわけだから、少しはマシかもしれないよ。でもやっぱり包茎は嫌かい？

Q　いやというか、恥ずかしいんだ。ほかの人といっしょにお風呂に入れないし。

Q　銭湯に入りたいのかい？

石川　別にそんなことはいってないよ。

Q　女の子に嫌われる？

Q　うーん、それは……ある。でも、そんな次元の問題じゃないんだ。もっと……なんというか、ぼくという人間の、全存在にかかわる問題なんだ。

石川　包茎であることに脅かされている感じ？

Q　なんとでもいっていいよ。わかりっこないんだから。

石川　ボクが想像するに、たぶんキミは、自分で思っている以上に日本人的なんじゃないかな。ペニス観に関するかぎり。

Q　日本人的なペニス観？

石川　うん。日本の男性はムケたペニスが好きなんだ、という気がする。いや、そうじゃないな。もっと正確にいうと、ムケていないペニスが嫌いというか、包茎を恥と思いこみつづけてきた。伝統的にね。

Q　そんなの当たり前じゃないか。周りのみんなのペニスはムケてるのに、ひとりだけムケてなかったら恥ずかしいに決まってるだろ。外国じゃどうかはしらないけれど、日本では包茎が少数派だってことが問題なんだよ。

石川　少数派で、しかも包茎はみっともない、ってことが問題なわけだね。でもほんとうに、日本人には包茎が少ないかどうか、確かめたことはあるの？

Q　ちがうの？　日本人に包茎が少ないっていうのは常識じゃない。

56

第2章　日本人のペニス観

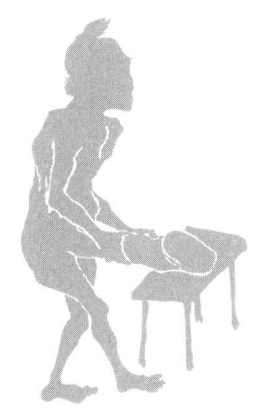

鳥羽僧正のむかしから、日本ではこんな
ペニスが理想だった？　[巻末vi頁参照]

日本人に包茎は少ないか？

石川　一般的に、日本人には包茎が少ないといわれていることはたしかだね。でもそれを支持する根拠があるかというと、どうかな。信頼できる学術的なデータはないと思うよ。

Q　一般的にそういわれているってことだけでじゅうぶんだよ。学術的な証拠がないから信じるなといわれても、そんなの納得できないよ。

石川　日本人には、思いのほか皮かぶりが多い、と結論づけた論文はあるけどね。明治32年に発表された「本邦人陰茎の包皮に就て」という論文で、これがものすごく面白い。

Q　いくらなんでも古すぎやしない？　1899年……19世紀の論文[01]だよ。

石川　でもこの論文に書かれていることは、現在でもじゅうぶんに通用すると思う。書いたのは足立文太郎という解剖学者で、どうでもいいことだけど、作家の井上靖の岳父（がくふ）、つまり義理のお父さんにあたる人だよ。ほんとうは原論文で読んでもらうのがいちばんいいんだけど、言いまわしが古くてわかりにくいところもあるから、簡単に紹介しよう。

　足立博士がこの論文を書いたきっかけは、日本人には包茎が少ないというのは本当かという疑問にあったんだ。明治のはじめというのは人類学に関心の高まった時期で、日本人

と西洋人はどこがちがうかといった問題がさかんに論じられていた。お雇い外国人たちもその例外ではなく、なかでも東京医学校（現・東京大学医学部）で外科を教えていたエミール・シュルツェ博士は、なぜ日本人の亀頭はふだんから露出しているのかについて、知りたがったという。

Q　理由はわかったの？

石川　いや、ついにわからないままドイツに帰ったそうだよ。シュルツェ博士がこんな問題意識を持ったことじたい、外国人には包茎が多いことを示している、と足立博士はいっている。では、どうすればシュルツェ博士の疑問に答えがだせるのか。

足立博士はドイツに留学した経験があったのだけれど、さすがに西洋人のペニスの状態を自身で確かめる機会はなかった。そこで洋行帰りの人の実見談や西洋の解剖学書の記述や図版などをもとに考察を進めて、西洋人のペニスはいわゆる「皮かぶり」であって、平時は亀頭の全部あるいは一部が覆われた状態を通常のペニスと考えていることは疑いない、と判断する。ただし割礼をほどこす民族は例外だと断っているけどね。

では日本人はどうか。

解剖学教室に運ばれてくる遺体を見て足立博士がつねづね感じていたのは、包茎が予想外に多いということだった。絶対数でいうと「皮かぶり」より「亀頭が露出した陰茎」の

第2章　日本人のペニス観

ほうが多いのだけれど、銭湯などで観察される「見かけの皮かぶり率」よりも「遺体の皮かぶり率」のほうが、どうも高いようにみえる。不思議に思って、周囲の人間に問いただしてみると、じつは自分は「皮かぶり」であると答える者が、これも思いのほか多かった日本人の「皮かぶり率」はいかほどなのか。

そこで足立博士は長沢康人という軍医に訊ねてみた。軍隊の身体検査では、M検といって、ペニスまで徹底的に調べられていたからね。長沢軍医が語るには、皮かぶりが予想外に多く、検査のさいに包皮をむくのに時間がかかってたいへんだったという。そこで足立博士は、長沢軍医に統計をとってもらうことにした。広島の歩兵連隊の兵士485人を調査した結果が左頁の表だよ。

Q なんかわかりにくいなあ。Aの亀頭の全部あるいは一部が覆われている者、つまり皮かぶりは141人。皮かぶりではないBのグループは344人。なんだ、やっぱり日本人には包茎のほうが少ないんじゃないか。

石川 いや、そう言い切るには疑問がある、と足立博士はいうんだ。

Q でも比率でいうと……「皮かぶり」は29パーセントだよ。「非皮かぶり」は71パーセントだから、圧倒的多数といっていいんじゃない？

石川 亀頭の全部が露出しているBグループの344人は2つの集団にわかれていて、こ

広島の歩兵連隊の兵士 485 人の包皮調査　足立文太郎（1899）より

A）ふつうの状態で亀頭の全部あるいは一部が包皮に覆われているもの	
①包茎	4人
②包皮が反転可能で、亀頭が露出できるもの	137人
小計	141人
B）ふつうの状態で亀頭の全部が露出しているもの	
③包皮をのばせば亀頭の全体あるいは一部を覆った状態になるもの／または覆うことができるもの	317人
④包皮をのばしても亀頭を覆うことができないもの	27人
小計	344人

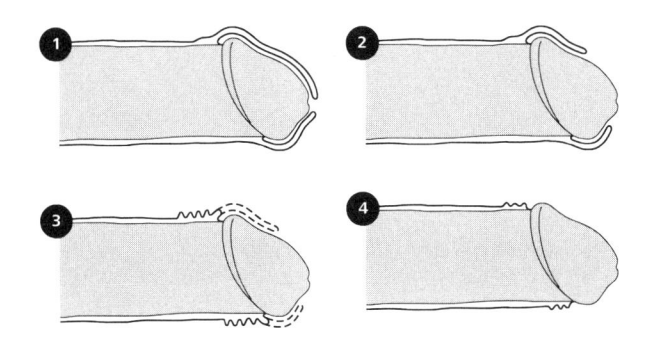

第2章　日本人のペニス観

のうちの317人は包皮をのばすと亀頭の全部または一部を覆うことができると書いてある。つまり包皮がジャバラのように縮められていて、これを手でひっぱってのばせば亀頭が隠されてしまうということ。「覆った状態になる」という意味、「覆う」というのは、一部が包皮に隠されている状態で止まっているという意味、「覆う」というのは、包皮をのばせば亀頭を隠せるけれど、手を放すと包皮が巻き戻されてしまうという意味だね。

Q ということは、344人のなかには、皮かぶりもいたってこと？ ジャバラのようにたくしあげていただけで、彼らはほんとうは皮かぶりだった……？ たしかに手を放しても包皮が亀頭を覆ったままの状態なら、立派な仮性包茎だよね。そういうペニスの持ち主は、何人くらいいたんだろう。

石川 残念ながら、論文にはそこまでは書かれていない。でも、かりに③の317人の半分がそういうペニスの持ち主だったとすれば、①②とあわせた「皮かぶり」の比率は60パーセントをこえてしまう。このデータを見た足立博士は、ムケたペニス（これを甲とする）と、皮かぶりのペニス（これを乙とする）は、そもそもどこが違うのだろう、と考えた。もともとペニスのシャフト（陰茎体）と包皮は一緒に成長してきた。包皮の長さとがピッタリくっついて成長してきたわけだから、「包皮の長さ」と「中身の長さ」は等

しくなる。中身というのはシャフトの長さプラス亀頭の長さだよ。この等式は甲のペニスでも乙のペニスでも成りたっていて、この時点までは、甲のペニスも乙のペニスも形状に差はないことになる。

ところが思春期のころになると包皮と亀頭は分離して、包皮が反転できるようになる。すると、ここから先は、包皮と中身が異なるのび率で成長しはじめて、たとえばある男子では中身がよけいに成長して包皮の発育が遅れた結果、亀頭が露出した甲のペニスができあがる。別の男子では亀頭だけが前方に露出して、いっぽう包皮は後方にめくれあがるのちろん甲か乙かのいずれかになるというんじゃなくて、甲乙2種のペニスのあいだには、さまざまな中間型が存在する。ここまでは、いいかい？

Q　うん、わかるよ。

石川　足立博士が疑問に思ったのは、乙のペニスのなかに、包皮が亀頭の後方にめくれあがっているものがあったこと。表でいうと、③の分類だね。包皮と中身が同程度に成長したはずなのに、なぜ亀頭だけが前方に露出して、いっぽう包皮は後方にめくれあがるのか……。自然な成長プロセスでこんなことが起こりうると思うかい？　足立博士は、これは包皮が自然にめくれあがったのではなく、人工的に巻きあげられたと考えるほうが、合理的だと判断した。

Q どういうこと？

石川　成長にしたがってペニスのシャフトと亀頭は前方にのびていく。成長するなら、亀頭といっしょに前方にのびていくはずだ。でも③のタイプのペニスでは包皮が後方にめくれあがっている。もし自然にめくれあがったのなら、包皮を後方に巻きあげるメカニズムがペニスのどこかにあるはずだけど、どこをさがしてもそんな仕掛けは見あたらない。とすると結論は、自然に巻きあがったものではない。つまりペニスの持ち主が自分で巻きあげたということになる。

そこで博士は③のタイプのペニスをもつ人に、しつこく質問してみた。自分でたくしあげたんじゃないか、とね。すると多くの者がこう答えたというんだよ。

じつは包皮がムケるようになったあとも皮かぶり状態だったので、包皮を反転させてたくしあげ、亀頭を露出させるようにした。最初のうちは包皮は元の位置に戻りがちだったけれど、ついには巻きあがったまま、そこにとどまるようになった……。

足立博士はふたたび長沢軍医に頼んで、兵士たちにも同じ質問をしてもらった。すると博士の結論はこうさ。〈本邦大人〈十中八九は略々同様の答をなしたり〉というんだな。〈而して常に翻転（はんてん）せしめ置くの習慣、遂に平常亀頭の全部露出するも亦元来は皮被（かぶ）りなり、而して之を行はざりしものは所謂（いわゆる）皮被りとなりて元状を存するなり〉。

Q 古風な言いまわしだけど、いってることはわかるよね？

Q 日本人ももともとは皮かぶりが多いってこと？ それをしなかった人は皮かぶりのままだった……。じゃあ、ほとんどの男性は巻きあげてたけど、をみてたってことじゃん。でもちょっと信じられないよ。たとえ明治時代はそうだったかもしれなくても、現代ではちがっているかもしれないよ。それに、日本人がみんな皮かぶりだったというなら、包茎を恥じる必要もないし、包皮を巻きあげる必要もなかったんじゃないの？ 最初に巻きあげた奴っていったい誰なんだろう？

石川 足立博士の論文にも引用されているんだけれど、平田篤胤（ひらたあつたね）という江戸時代の国学者がこんなことをいっている。西洋人たちは〈陰茎の形もつゝさきの所は切そいだやうに成てとんと犬の物のやうで御座る08〉。

Q イヌのよう？ どういう意味かな。

石川 文字どおり、イヌのペニスと同じように、皮をかぶっているという……。

Q へえっ、イヌって包茎なんだ。

石川 動物の多くは包茎だというよ。包皮で亀頭を保護しているんだろうね。で、平田篤胤によると、外国の男性は日本男児とちがって〈鉾（さき）がそいだやう〉なペニスをしているという。当時、外国人と接触のあった数少ない日本人の証言などから、そんなふうに思いこ

んでしまったらしい。篤胤という人は徹底した国粋主義者で、すべて日本が最高だと考えていたから、外国人の包茎を見てあざ笑ったというところだろうね。それは裏返せば、日本人のペニスは通常、皮をかぶっていないと篤胤が信じていたことを示している、と足立博士は書いている。少なくとも江戸時代の後期には、包茎を恥と思う日本男児のペニス観は出来上がっていたといえるんじゃないかな。麻酔術で知られる華岡青洲の手術の記録にも、ある僧侶の包茎を治してやったところ「これでもう包茎と謗られることもない」と大喜びしたという記載がある。「皮かぶりでは無いからと御縁組」などといった川柳からも、江戸時代には包茎が不名誉だと考えられていたことが読みとれる。

足立博士は、日本人が皮を反転させておくのは「亀頭は全部露出しているべきもの」と誤認しているせいだという。日本では昔から「皮かぶり」は男子の最大級の恥と考えられてきた。そのおかげで、男たちは皮をかぶった自分のペニスが普通ではないと思いこみ、これを恥じて包皮の矯正につとめた。つまり誰もがみんな包皮をたくしあげたってわけ。

その結果、日本人に包茎は少ないとの誤認がますますひろまって、皮かぶりの人間は自分は他人と違うんだと思い悩むし、包皮を巻きあげて矯正した人も、じつは自分のペニスは元来は普通ではないとひそかに思い悩んでいる、と。

Q こっそりたくしあげていることに、ひけめを感じてるってこと？

石川　ごまかしてるような気持だったんだろう。日本人の理想とする完全にムケたペニスというのは、広島の歩兵連隊の調査では485人のうちの27人だけだから、5パーセント強だね。でも見た目だけの統計でいうと、皮かぶりでないペニスは全体の71パーセントをしめている。こんな状態だから、日本人に皮かぶりがどれくらいいるかという正しい統計をとることは、きわめて困難だといっていい。

Q　でも、やっぱり現代の統計が知りたいよ。

平均長はどれくらい？

石川　それを正確に知るのはむずかしいだろうね。おおざっぱな観察ならば、日本人の3分の2は仮性包茎だと証言している泌尿器科のお医者さんもいるし、書き込みサイトで女の子が、「なんで男性は皮かぶりを気にするのかな？　ほとんどの男の子は包茎でしょうに」なんていってるのを読んだこともある。「隠れ皮かぶり」もふくめれば、日本人の「皮かぶり率」はすごく高いといっていいんじゃないかな。

Q　正確なところが知りたいんだ。それがわからないと、ぼくの悩みは解消しないよ。

石川　足立博士の論文でもわかることだけど、仮性包茎の程度というのは、目で見ただけ

Q　正確な統計はとれないってこと？

石川　ペニスの大きさについての統計と仮性包茎に関する統計は、専門家泣かせだね。

Q　週刊誌なんかでペニス・サイズの平均はこれくらいって、よく書いてあるけど。

石川　医学的に意味のある統計データとは思えないね。科学的な測定方法にもとづいたペニスの計測値なんて、日本の医学界ではこれまで10件くらいしか報告がないんじゃないかな。週刊誌に引用されているデータが科学的にきちんとしたものなら、医学雑誌に発表してもらいたいくらいだよ。

Q　どういうのが科学的なデータになるわけ？

石川　ひとつ実例をあげると、測定対象は──(1)陰茎の疾患はもちろん、陰茎以外にも病気のないこと、(2)測定時は12月、1月、2月、3月頃を選ぶ、(3)測定時室温は12〜14℃、(4)精神状態を安定させるなどの条件で、〈直立位にて陰茎を軽く水平に保ち、恥骨結合の下縁（かえん）の陰茎根部から陰茎背（いんけいはい）にそって亀頭先端まで測定し、これを陰茎長とし〉たというんだけど、けっこうたいへんだろ？

Q　まさに科学って感じだね。

石川　論文に測定方法が明記されていないために、科学的データとはみられていない測定結果もある。それでも引用しなくちゃならないほど、ペニスのサイズについてのデータは少ないんだ。

Q　日本人の平均値ってどれくらいなの？

石川　『性の人類学』[10]（吉岡郁夫・武藤浩）という本が、1903年から1979年までに発表された9件の報告を総合的に評価して平均値をだしている。それによれば日本人のペニスの平均長は8・29センチメートル（4・2〜18・5㎝の範囲）だった。これが過去の医学文献から導出できる、まあ妥当な数値といえるんじゃないかな。

もうひとつ、乳児から86歳まで1518人のペニスを計測した中村亮という泌尿器科のお医者さんの報告（1961年）がある。[06]計測はすべて3回おこない、その平均値をとるという入念な調査だけど、論文にはペニスを伸長――つまりひっぱってのばしたときのサイズしか書かれていない。

Q　ペニスをひっぱるって、なぜそんなことするの？

石川　ふだんのサイズよりも、エレクトしたときのサイズのほうが重要だから、というのがその理由だよ。といっても、いちいちエレクトさせて測るわけにはいかないから、ペニ

スを水平方向にできるだけひっぱって、根元から先端までの長さを測定する。ペニスの背面、つまり上側の長さを測るんだ。

Q それを3回ずつやったの？　いい迷惑だね。

石川　科学的に意味のあるデータをとるには、複数回の測定が必要なんだよ。

Q それでその平均値が、エレクトしたときのペニスの長さになるわけ？

石川　ほぼその長さになる。正確にいうと、伸長時の長さに0・985をかけて、そこから0・0095を引いた数値がエレクト時のサイズになる。これはシェーンフェルトという研究者がみちびいた公式で、思春期前後の男性にのみあてはまる関係らしい。

Q で、どんな数値がでているの？

石川　10歳代から20歳にかけてはこんな平均値が示されている。

12歳　5・01㎝（4・52〜5・50㎝）
14歳　7・51㎝（6・73〜8・89㎝）
16歳　8・63㎝（7・19〜10・07㎝）
18歳　8・96㎝（8・43〜9・29㎝）
20歳　9・50㎝（8・79〜10・21㎝）

カッコのなかは標準偏差から計算した数値で、全体の約8割以上はこの範囲内におさまるという目安だよ。中村論文によると、13歳から17歳くらいがもっとものび率の高い期間で、その後も25歳くらいまではかなり高いのびを示す。30歳くらいでほぼ横ばいになったあとも、70歳にいたるまで微増傾向がつづくという結果がでている。

Q　ペニスって一生のびつづけるの？

石川　あくまでものばして測定した長さであって、エレクトしたときのサイズがずっと増えつづけるわけではないよ。数字というのは、なんとなく説得力があるように思えるかもしれないけれど、その数字がどんな意味をもっているかを正確に把握しないと、とんでもない思いちがいをすることがある。そのデータはどんなふうに測定され集計されたのか、そこのところの情報が付記されていない統計データは、信用してはいけないんだ。

Q　包茎について、信頼できるデータをとった研究ってないの？

石川　既存の研究がいくつかあって、『性の人類学』にはその成果もまとめられているけれど、包茎の〈頻度を正確に表わすことは、ペニスの計測よりもまだむずかしいといってよい〉と書かれているくらいでね。包茎の比率について信頼できる数値がだせるとはいえないな。ペニスの形状の分類についても、研究者によってまちまちだからね。いちばん多い分類は、

第2章　日本人のペニス観

Ⅰ型　亀頭完全露出
Ⅱ型　中等度露出
Ⅲ型　仮性露出
Ⅳ型　真性包茎（完全包茎・狭義包茎）

という4つに分類する方式だというんだけど。Ⅳの真性包茎っていうのはわかるよね。包皮を反転させようとしても反転できない。つまり亀頭を露出することができないペニスのこと。Ⅰは完全にムケているペニス——つまり日本男性が考えるところの「良いペニス」だね。

問題はⅡとⅢで、Ⅲの仮性露出というのは仮性包茎とみていいけれど、Ⅱの中等度露出というのはあいまいでよくわからない。吉岡・武藤両博士も〈観察者の主観によって、Ⅱ型のわくからはみ出したものは、Ⅰ型かⅢ型へ入れられることになる〉と書いている。客観的な分類方法ではないということだよ。

Q　でも、それぞれの割合はどれくらいなの？　おおざっぱでもいいから、わからないのかなあ。

石川『性の人類学』では、1899年から1977年までの20件の報告を表にまとめて

いるけど、もともと報告者によって分類の基準がちがっているのだから〈比較は無理〉だといっている。それでもⅣ型の真性包茎についてのデータは、あるていど信頼していいんじゃないか。どの報告もⅣ型の比率は、調査対象の0〜3パーセント台におさまっている。包皮がムケるかムケないかというのは簡単に確かめられるわけだから、見誤りようのない、客観的な判定基準だといえるだろうね。

これに対してⅠ型の亀頭完全露出までのバラツキがある。報告者によってまちまちで、数値でいうと21・5パーセントから70・98パーセントまでのバラツキがある。

Q それってずいぶんじゃない？ ある報告では亀頭完全露出は10人に2人しかいない。でも別の報告では10人中7人は完全にムケている……。メチャクチャじゃないか。いったい何を調べてたんだろう？

石川 亀頭が完全に露出してるかどうかは、真性包茎と同じくらい客観的な判定基準のように思えるだろ。でも報告によってこんなに数値が違うんだ。なぜだと思う？ それについて考えてみると、足立博士の書いたことが真実味をおびてくる。

Q ムケてるようにゴマかしてたってこと？

石川 そう。そのゴマかしていた集団をどう判定するかで、Ⅰ型の割合は変わってくる。70パー20パーセントという報告は、判定基準が厳しくてゴマかしを許さなかったばあい。70パー

73　第2章　日本人のペニス観

セントという調査は、判定基準が甘かったということなんだと思う。

Q でも足立論文では、完全にムケてたのは全体の5パーセントくらいだったよ。

石川 そのほかに、包皮をのばせば亀頭が覆われるけど、手を放すともとにもどっちゃう集団がいたろ？ それが全体の15パーセントほどいたと考えればいい。これらを総合してみると、こんな数字が浮かびあがってくる。

真性包茎⋯⋯約3％

亀頭完全露出⋯⋯約20％

そうして、このどちらにも属さない残りの約77パーセントが仮性包茎ってことになる。

ただし、仮性包茎のうちの65パーセント（全体の50パーセント）の男性は包皮をたくしあげて亀頭を露出させている。判定基準の甘い測定では、かれらは完全にムケたグループにカウントされるから、こちらの調査報告では「亀頭完全露出」の率が70パーセントになる。

Q それって信用できる数値なの？ たんなる数あわせの計算ゲームだよ。

石川 いや、たんなる数あわせの計算ゲームだよ。

Q そんなぁ⋯⋯。

石川　でも、なんとなく説得力はあるだろ。『性の人類学』に引用された調査報告から判断するかぎり、日本人の仮性包茎率は30パーセント弱から80パーセント弱のあいだにあるとしかいいようがないな。

参考までに、1960年のアメリカの論文に載っていた数字を次頁に紹介しておこう。ロサンゼルスとニューヨークの病院での調査結果で、切除手術をうけていない男性の包皮をABCDの4タイプにわけて集計している。

真性包茎についての記載はないけれど、AとBをあわせた「仮性包茎」の率はロサンゼルスで75パーセント、ニューヨークでは79パーセントになる。おおざっぱに計算した日本人の仮性包茎率に見あう数値だね。Dの亀頭が完全に露出したペニスの比率も、足立論文の5パーセントとほぼ一致している。興味ぶかいのはCタイプの男性で、約半数が、若いときには亀頭のほぼぜんぶが覆われていたけれど、年をとるにつれて包皮が後退したのだと答えている。このうち何人かは故意にたくしあげたというんだ。

Q　なんだ、日本人とおんなじじゃない。

石川　そうだね。包皮の状態は年齢とともに変化していくし、人為的に〝改造〟されることもあるわけだから、包茎率の正確な統計をとることは、まず不可能だといっていい。それでも足立論文とアメリカでの調査の数字を較べると、それほどかけはなれていないように

[77]

第2章　日本人のペニス観

アメリカ男性の包皮のタイプ　Wynder and Licklider (1960) より

	A	B	C	D
ロサンゼルス	52	23	20	5
ニューヨーク	62	17	13	8

包皮切除をうけていない男性の包皮を4タイプに分類して集計。数字はパーセント。

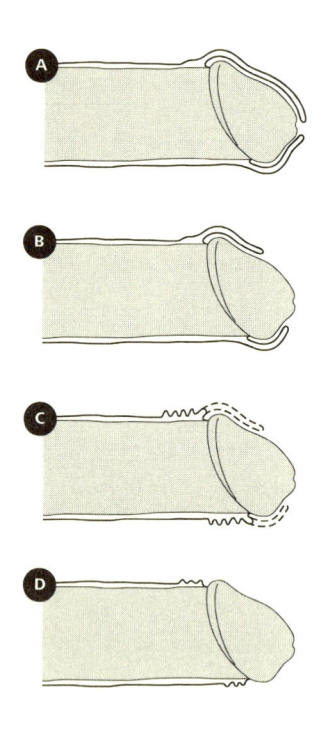

はみえない。でも包茎に対する見方という点では、日本と海外ではずいぶんちがっているように思えるけどね。

Q 海外では包茎が恥ずかしくないってこと？

包茎って何だろう？──医学辞典の定義から

石川 そもそも何をもって包茎というのか、というのが問題でね。日本で編集された医学辞典と海外の辞典からの翻訳を較べると、包茎の定義は必ずしも同じじゃない。4つほど抜き書きしてみよう。

(1) 『医学書院 医学大辞典』[14]

亀頭部が包皮により被われたままで勃起時にも露出しない状態。……生理的な包茎は成長とともに翻転可能となるが、用手的に翻転可能となった後も勃起時に包皮が亀頭に被ったままなら仮性包茎 (pseudophimosis) である。一方、包皮口が狭くて用手的にも翻転が不可能であれば真性包茎 (true phimosis) であり、この場合尿路感染症や将来の陰茎癌発生の可能性が高くなるので、手術的治療が必要となる。

(2) 『南山堂 医学大辞典』[15]

陰茎は、亀頭部と陰茎体部よりなり、生下時には亀頭部は包皮におおわれている。これが包茎である。しかし、成長するにつれて包皮は反転されて亀頭部は露出してくる。通常は包茎の状態であるが、用手的に包皮を反転すると、亀頭が露出可能なものを仮性包茎 false phimosis, pseudophimosis あるいは不完全包茎 incomplete phimosis といい、包皮先端が狭小で外尿道口が不明であり、かつ包皮を反転することができないものを真性包茎 true p. あるいは、完全包茎 complete p. と呼んでいる。

(3) 『ステッドマン医学大辞典』[16]

包皮の亀頭上での反転を妨げるほど包皮口が小さいこと。

(4) 『ドーランド図説医学大辞典』[17]

包皮が狭く亀頭を越えて反転不可能な状態。陰核でも同様の状態がある。

(1)と(2)が日本で書かれた辞典。(3)と(4)は英語からの翻訳だけど、各項目の記述はとてもシンプルだ。注意してほしいのは、海外の2冊の辞典が問題としているのは「反転」でき

るかどうかってことで、ふだん包皮がどんな状態であるかについては記述がないこと。

Q 仮性包茎についてはどう定義するんだろう。

石川 （3）と（4）の辞典には「仮性包茎」の項目はないんだ。英語では「仮性包茎」のことを「pseudophimosis」というけど、この単語でGoogleの検索をかけてもわずか27件しかヒットしなかった。たんに「phimosis」なら11万7000件、嵌頓(かんとん)包茎を意味する「paraphimosis」では1万2900件もヒットしたのにね。(2)に書いてある「false-phimosis」だと26件だよ。

Q どういうことなの。

石川 医学的な見地からいうと、仮性か仮性でないか、というのは重要ではなくて、包皮が「反転可能」かどうかってことが問題なんだ。仮性包茎の「pseudo(スード)」というのは「贋(にせ)」ってことで、だから「仮性包茎」は「ニセモノの包茎」という意味。「false(フォールス)」も「贋」とか「嘘」を意味している。つまり英語では「仮性包茎」は「包茎」のカテゴリーには含まれていない。ところが日本語では「包茎」も「仮性包茎」も同じ「皮かぶり」というカテゴリーに分類されてしまう。端的にいって「皮かぶり」というのは医学用語ではなくて、文化的な用語なんだよ。審美的な用語といっていい。

Q 仮性包茎って、外国ではあまり問題にしないの？

石川　仮性包茎について書かれた英語の医学論文って、ものすごく少ないと思うよ。さっきいった「pseudophimosis」の検索でヒットした27件のなかで医学論文は2件だけで、そのうち1本は日本の研究者グループが書いたものだった。割礼や包皮に関する英語論文を読んでも、「pseudophimosis」という単語はまったくといっていいほど登場しない。いったん包皮が反転可能になってしまったら、あとはその包皮が長かろうがめくれていようが、おかまいなしといった感じで、まったく言及がないんだよ。

Q　仮性包茎の心理的影響なんてテーマで書かれた論文はないの？

石川　新生児の包皮切除の心理的影響についての研究は、けっこうあるみたいだけどね。切除を擁護する人びとがいっていたのは、アメリカでは包皮を切りとっておかないと高校のシャワールームでキマリの悪い思いをすることがある、だから幼時に包皮を切っておきなさいということ。あのスポック博士も、かつてはそういう心理的な理由から手術を奨励していたんだ。でものちに反対派に転向した。スポック博士、あなたは、女子の割礼が当たり前に行なわれている国の親に対しても、同じ理由で女児の割礼を勧めるのですか——って批判されたんだ。どう思う？

Q　たしかに考えちゃうね。

石川　もし包皮の切除が、悪い影響しか与えないとすれば、やっぱりそれは、他人に対し

てほどこしたり勧めたりすべきじゃないとボクは思う。

包茎の定義の問題にもどると、日本語の辞典でも、(1)では「勃起時に包皮が亀頭に被ったままなら仮性包茎」といっている。つまりエレクトした時点だけを問題にしていて、通常時の包皮の状態については言及がない。この定義によれば、勃起時に亀頭が完全に露出するペニスは「仮性包茎」じゃないってことになる。

Q　ほかにもそんな定義をしている辞典はあるの？

石川　いや、それはみたことがない。でも考えてもごらんよ。ペニスっていうのはエレクトするんだ。膨張して大きくなる。皮膚もあるていどはのびるけど、限界はある。通常時に包皮が余ってないと、とてもエレクト時のペニスの膨張にはついていけない。膨張したペニスを過不足なく覆うことのできる包皮というのが、「マスターベーションを予防する」ヴィクトリア朝の理想のペニスだったね。この「ヴィクトリア朝ペニス」よりも包皮の面積が小さいと、エレクト時にたいへんなことになる。包茎手術で包皮を切りすぎて、勃起すると皮がつっぱって痛いと駆け込んでくる患者さんが、ときたまいる。

Q　エレクトするたびに痛いんじゃたまらないね。

石川　手術ミスのケースとしても、ちょっとひどすぎるね。でも新生児の包皮切除のばあいには、この手の失敗が少なくないらしい。生まれたばかりの赤ちゃんの包皮を、どれく

らい切りとるのが適正かなんて、わかりっこないからね。

Q そもそもペニスは、どうしてエレクトするんだろう？

石川 なんのためにエレクトするかという質問ならば、セックスをするためだと答えるけど、どういうメカニズムでエレクトするかということになると、ちょっと説明がややこしくなる。

Q どのようにエレクトするかが知りたいんだ。

石川 なにかを膨張させるには、風船と同じことで、気体や液体を送り込んで内部の圧力を高める必要がある。風船のばあいは空気をつかって膨らませておいて口を閉じれば、はいでき上がり、ということになるけれど、ペニスのばあいは血液をつかっているのでそうはいかない。結論だけいうと、ペニスがエレクトするときには、まず動脈の筋肉がゆるんで多くの血液が海綿体に流れ込むようになる。海綿体というのはスポンジ状の組織で、多量の血液が流れ込むことによって膨張する。海綿体が膨張すると、血液を運び出す静脈が圧迫されて、流出量が減る。こうして海綿体にはより多くの血液が流入し、その差がペニスをエレクトさせる。[12] 流入量が増えて、流出量が減って、その差がペニスをエレクトさせる。うまくできているなと思うのは、海綿体に血を送り込む血管はラセン動脈と呼ばれていて、ラセン状の構造をしていること。なぜだかわかるかい？

Q　バネのようにのびるから？

石川　そういうこと。ペニスが膨張しても血管が切れないような仕組みになっているんだ。ではどれくらい包皮も同じように、エレクト時に備えて余裕をもっていなければならない。どれくらい余っているのが望ましいのか。余りが少ない、というか包皮が短めだったら、亀頭はふだんでも露出している。長めだったら亀頭は覆われて、いわゆる「仮性包茎」になる。膨張率も関係してくるかもしれない。膨張率の大きなペニスには膨張率の小さなペニスより余分な包皮が必要になるからね。

Q　ペニスの膨張率のデータってあるのかな？

石川　さきほどの『性の人類学』には日本で過去に行なわれた3件の調査データが紹介されているけれど、容積膨張率は2・8、3・0、3・5だった。あくまでこれは平均値であって、個人個人のバラツキがどれくらいあるかはわからないけどね。ついでにいっておくと、弛緩時と勃起時の長さの差は、それぞれ4・5cm、3・4cm、4・9cmだった。つまり、弛緩時にそれだけ包皮が余るってこと。ふつうにしているときに包皮がダブついているのは当たり前なんだ。そのダブついた包皮を、どうやら多くの日本男性は、こっそりたくしあげて亀頭を露出させている……。

Q　どれくらいのダブつきぐあいなら、たくしあげが可能なんだろう？

石川　自分で確かめてみたらいい。ただし、念のためにいっておくけど、テープとか輪ゴムとか、そういった道具はぜったいに使っちゃだめだよ。取り返しのつかない事故につながるからね。足立論文にあるように、ことあるごとに手で巻きあげるよりほかない。これこそ、皮かぶりを大いなる恥とした日本男児の精神性と、その理想からかけはなれた自分自身のボディ・イメージとを、なんとか折り合わせようとする、自然発生的な民間療法だったのかもしれないよ。

Q　でもふだんは皮をかぶっているのだとすれば、エレクトしたときに敏感すぎて……。

石川　早漏になるっていうのかい？　たしかに早漏の改善というのは、包皮切除を勧める理由のひとつになっているけれど、根拠があるとは思えない。仮性包茎の人がかならず早漏だってわけではないからね。じっさい、包茎の手術をうけたら、かえって早漏になったという患者さんもいる。性感が良くなったという人もいるかもしれないけど、手術をすれば100パーセント性感が改善されるとは考えないほうがいいよ。

Q　どう話をもっていっても、包皮を擁護するんだね。

石川　べつに擁護してるわけじゃないよ。仮性包茎でも悪い点はないといっているんだ。無傷のペニスの価値が世界的に高まってきているというのに、わざわざ痛い思いをして切除しなくたっていいじゃないかってこと。苦労して包皮をのばそうとしているアメリカや

オーストラリアの男性たちからみれば、仮性包茎は憧れのまとなんだと思うよ。

Q でも包皮をのばしてわざわざ包茎にするっていうのはどういう心理なのかな？

石川 海外の動向が少しは気になってきたかい？

包皮を再生した男たち

Q 実際にはどうやって包皮をのばすの？

石川 皮膚の組織というのはね、適度な張力をかけておくと細胞が新たに増えて、少しずつ長くのびていく。この現象を利用すれば、手術によらなくても、包皮をのばすことが可能なんだ。アメリカでは1980年代はじめから一部の先駆者たちが試行錯誤をはじめて、次第に技術が確立されていったらしい。1990年代以降は、包皮再生のガイド本も何冊か出版されているくらいだから、関心をもつ人は多いのだと思う。

Q やっぱりオモリかなんかを使うわけ？

石川 最初はテープを使うらしい。アメリカ式の徹底した切除手術だと、包皮はほとんど余っていないから、まず粘着テープであるていどまでのばしておいて、それからオモリを使ったり、包皮のなかに一種の"含み綿"を入れてテーピングしたり、あとはお望みの長

Q　お望みのって、いったいどのへんまでのばすの？

石川　亀頭がすっかり隠れる長さ——がひとつの目安らしいよ。というのは、包皮がのびて亀頭の一部が覆われるようになると、その部分の感覚が鋭敏になって、ちょこっと包皮がめくれて下着でこすられるだけで、ものすごく不快に感じることがあるらしいんだ。そういう人は中途半端な長さではやめられない。敏感になった亀頭が包皮ですっかり覆い隠されるようになって、ようやく完成ということになる。

Q　そこまでのばすとなると、ずいぶん時間がかかるんじゃない？

石川　あるオーストラリア人の体験ホームページによると、30週間で、亀頭がほぼ覆われるまで包皮がのびたという。この男性はペニスに特殊な器具を装着して、つねに包皮にテンションをかけて30週……。

Q　そんなにまでして、なぜわざわざ皮かぶりにするんだろう？

石川　生まれてすぐに包皮切除の手術をうけたということは、自分の意志でやったわけではないよね。両親が医師に依頼して、あるいは医師の勧めにしたがって、手術をしてもらったということになる。自分の意志に反して身体改造されちゃった、というのがまず大問題なんだ。

Q 自分の意志であろうとなかろうと、包茎じゃないほうがいいにきまってる、ってぼくは思うけど。

石川 それはキミの思い方であって、このオーストラリア人のケースでいうと、彼はずっと自分のペニスに疑問をもっていた。亀頭が露出している自分のペニスがイヤでイヤでしょうがない。キミとは正反対で、包茎というか、包皮のある自然な状態でのセックスに憧れていたんだ。そしてついに包皮再生を試みてみた。手術はどうしてもイヤなので、いろいろ調査して、自分なりの方法を開発したらしい。包皮をひっぱる器具と、のびた包皮があともどりしないようにする防止具を交互につけて、少しずつのばしていく。そのうちに、包皮が再生することでペニスが本来もっていた感覚が次第によみがえってきた。以前は亀頭の皮膚が乾燥してカサカサだったけれど、包皮に覆われることでしっとりとしてきたし、セックスでのよろこびも以前の何倍も強くなったというんだ。

Q 包茎になりたくって仕方のなかった人間が、包茎を礼賛したってあまり説得力はないんじゃない？　心理的なプラス効果はあると思うけど。

石川 たしかにそうかもしれない。ひとつ確実なのは、その男性にとっては、亀頭が包皮に覆われて、はじめて本来の自分にもどったような気分がしたということだろう。ホームページ全体に、シアワセ感というかポジティヴな空気が漂っているような印象をうけたな。

Q　でもその感覚っていうのは、個人的なものだよね。もしその人が日本で生まれていたとしたら、単なる変わり者で片づけられちゃうだけだよ。

石川　現段階ではそうかもしれない。でもペニスをとりまく状況は、少なくともこの30年くらい、世界的な規模で変化してきている。1950年代半ばのオーストラリアでは男性の9割が幼児期に包皮切除の手術をうけていたけれど、現在では1割強まで落ちている。21世紀生まれのオーストラリア男性のほとんどが、無傷の、たっぷりした包皮のペニスをもつことになるんだ。

Q　でも日本ではいまだに包茎は少数派で、恥ずかしいことのままで、それは江戸時代から変わってないし、将来も変わるとは思えないよ。

石川　少数派だから恥ずかしいという考えはわかるけれど、必ずしもそれに縛られる必要はないと思うよ。

　もう1人、包皮再生をしたアメリカ人の体験談を紹介しておくと、この男性は19歳のときまで、たっぷりした包皮をもっていた。周囲にいた友人たちはほとんどすべて赤ちゃんのときに手術をうけていて、彼はそのことをずっと気にしていて、ついに切除手術をうけたのだけれど、手術後はペニスの感覚のすべてが変わってしまったという。口の内部のように湿っていて柔らかだった亀頭の皮膚は、乾燥して以前より鈍感になるし、セックスの

88

快感も得にくくなって、快感の度合いも低くなってしまった。彼は23歳で結婚し、やがて2人の息子が生まれるのだけれど、手術は失敗だったという気持ちがずっとぬぐえなかったらしい。40歳くらいになって包皮を再生する方法があることを知り、さっそく試みる。1年ほどかけて、ペニスの先端がすっかり隠れるくらいまで包皮がのびると、亀頭に潤いがもどり、感覚も、手術以前の状態にちかいくらいに回復した。快感が得にくいという困難もなくなって、彼にとっても奥さんにとっても、セックスが以前より楽しいものになったと語っている。2人の息子たちはともに自然なままのペニスをもっていて、それは同じ年ごろの仲間のあいだでは例外的なことだけれど、彼らは気にしていないし、むしろ包皮のないペニスはおぞましいものだと感じている。子どもたちの成長にあわせて、包皮がセックスにとっていかに大切なものかを教えていきたいと考えている──と、彼は語っている。[58]

Q 言ってることはわかるけど……。

石川 今はまだ、アメリカでは包皮を失った男性のほうが多いけれど、そのなかで自然なペニスをもつ少数派の男性が胸を張っていられるのは、たぶん社会がだんだんに変わっていくと考えているからだろうね。

Q 社会って、そんなに簡単に変わるのかなあ？

石川 さあ、どうかな。お隣の韓国で、ペニスの包皮がどんな運命をたどったかを知れば、

少しは考えが変わるかもしれない。韓国では、大人になってから包皮切除の手術をうける人がものすごく多いんだ。

韓国の包皮事情にびっくり

Q　ものすごくって、どれくらい多いの？
石川　若い世代では90パーセントをこえているらしい。
Q　ということは、韓国には包茎がいないってことだよね。
石川　うらやましいかい？
Q　なぜ韓国では包皮切除がそんなにさかんになったの？　まさかマスターベーションの防止が原因じゃないよね。
石川　韓国の男性が包皮を切除するようになったのはごく最近、1950年代以降にはじまった新しい習慣なんだ。その動機はやはり医学的なもの、もしくは審美的なものといえるかもしれない。歴史が浅いにもかかわらず普及率はものすごくて、1980年代から90年代にかけては、男児の出生数を上まわる数の切除手術が行なわれていた。
Q　どういうこと？

石川　60年代、70年代に生まれた若者だけでなく、もっと年齢層の高い、おじさんたちやお爺さんたちまで、手術をうけていたってことだろうね。

Q　それって、もしかすると世界一なんじゃない？

石川　おそらく非宗教的な割礼ということでは、世界でもっとも手術率が高いだろうね。ソウル大学の研究者チーム（D・S・キム、J・Y・リー、M・G・パン）が1999年に、韓国の包皮切除の実態についてレポートを発表しているけれど、びっくりさせられる内容だよ。46

それによると、韓国では第２次大戦後にアメリカ軍が駐留するようになって文化がアメリカナイズされていく。そうしたなかで包皮切除もさかんになっていったらしい。1960年代にジャーナリズムが手術のメリットを喧伝（けんでん）したのが、流行のきっかけだったという証言もあるけれど、1971年に行なわれた調査では、包皮を切除していたのは調査対象のわずか5パーセントだった。それが1999年の論文では、インタヴューをうけた571人の79パーセント、16〜29歳の集団に限れば84パーセントが「切除済」で、ほかに将来「切除を希望」している人が7パーセントもいた。

Q　両方たしあわせると91パーセントになるよ！　そこまで比率が高いと、残りの9パーセントって何を考えているのか知りたくなるね。

石川　それが興味ぶかいところで、じつは彼らが手術をうけない理由は、「自然の割礼」をうけているからだというんだ。

Q　自然の割礼？

石川　包皮が完全にムケてるってことを意味しているらしい。571人中「手術をうけない」といった92人のうち63人がそう答えている。ほかに「必要ないから」と答えている人が22人いて、この人たちも「自然の割礼」か、それに近い状態なのだろう、と筆者たちは推測している。つまり切除手術をうけなかった92人のうち85人は「自然なままで割礼をうけた状態」のペニスをもっていたということだね。調査対象が571人だから、約15パーセントがこのタイプだった。いっぽう手術をうけた人たちがその理由としてあげたのは、

(1)医学的・衛生的メリット……41％
(2)周囲の圧力……26％
(3)性的能力の増大……16％
(4)両親の勧め……9％
(5)「自然に割礼」されていないから……8％

の5項目。このときの聞き取り調査によると、571人の回答者のなかに真性包茎はひとりもいなかった。それでもこれだけ多くの男性が切除手術をうけたのは、「包皮が長すぎる」と感じていたからだろうと筆者たちはみている。

Q　つまり仮性包茎だったってこと？

石川　そういうことだね。

Q　韓国の男性も、仮性包茎は恥ずかしいことだと思っているんじゃない？

石川　というより、韓国の男性は包皮切除を義務と考えているらしい。筆者たちは、調査対象のうち194人に、こういう質問をしてみた。「世界中のほとんどの男性は包皮を切除していないという事実を知っていますか？」と。おどろいたことに、うすうす知っていると答えた人が2人だけ。

Q　知らなかったのが2人じゃなく？

石川　そう。残りの192人は、知らなかった。包皮切除がユニヴァーサルな習慣ではないとはじめて知らされて、ものすごく驚いたらしい。「事実」をうすうす感づいていた2人のうち、1人は日本で銭湯に入った経験があって、ふーん、日本人って切っていないんだ、と気がついたんだってさ。もう1人はヨーロッパの友人に、ヨーロッパじゃそんな手術なんぞしないよと教えられて、びっくりしたことがあった。つまりそういう個人的な

「知るチャンス」がないかぎり、韓国の男性は、男子たるものすべからく包皮を切除すべし、って思いこんでたというんだ。韓国の男性にとって包皮切除は、するかしないかが問題なのじゃなく、いつするかだけの問題だということさ。

アメリカとちがって、韓国の男性が包皮切除の手術をうけるのは思春期のころで、その時期になると誰もが当たり前のように病院へいって、医者のほうでも切除するのは当然だと思いこんでいるから、簡単な説明をしただけで、文字どおり義務的に手術をすませる。手術後は1週間くらい静かにしていたほうがいいから、夏休みか冬休みを利用する。包皮切除は、ほとんど通過儀礼のように、韓国男性の人生サイクルのなかに組み込まれているんだ。調査に応じたなかで、5人は「自己手術」用の道具をつかって、自分で切除したと答えている。

Q DIY割礼キットみたいなのがあるのかなあ？

石川 どうなんだろう。ここまで包皮切除がポピュラーになってしまうと、なにか怖いような気もするね。数字的にとても興味ぶかいのは1971年の調査なんだ。包皮の切除をうけていたのは5パーセントだけだったというよね。残りの、手術をうけていない男性の90パーセントが「冗長な包皮」を持っていたと報告されている。

Q 「冗長な包皮」？　仮性包茎ってこと？

94

石川　まさにそういっていいと思う。この1971年の調査では真性包茎が0・9パーセントいたけれど、これは日本やアメリカの数値とほぼ同じだね。包皮切除を受けていない男性（全体の95パーセント）のうち、冗長な包皮を持っていなかった10パーセントは「自然な割礼」状態だったわけだから、全体にしめる割合は9・5パーセントになる。すると韓国男性の包皮事情はこんな感じになる。

(1) 真性包茎　　　　　　　　　　　約1%
(2) 冗長な包皮（仮性包茎）　　　　約89%
(3) 自然な割礼（亀頭完全露出）　　約10%

　1999年の論文では「自然な割礼」が約15パーセントだったから、そうかけ離れた数字ではない。そして日本人の包茎率のおおざっぱな推算［74頁］とも、まずまず一致している。

Q　でも、そうすると余分な包皮を持っている男性は、(1)と(2)をあわせて90パーセントということになるよ。その全員が割礼しているとすると……。

石川　「自然な割礼」にちかい男性――つまりあまり余分な包皮がない人たちまで、無理

をして切っているんじゃないかって、ちょっと心配になるね。

Q　冗長な包皮がそこまで徹底して切除されてしまうとすると、韓国では包茎は絶滅種になってしまうんだろうか。

石川　韓国には公衆浴場がたくさんあるから、もし1人だけ包茎だったら、ほんとうに心細いだろうね。じっさい、そういう「周囲の圧力」があるから、高齢者も手術をうけるらしい。ある70歳の男性は、寝たきりになって息子の介護を受けるようになっても大丈夫なように手術をうけたという。包皮を切除していない「汚らしい」ペニスを見て息子がショックをうけないよう、老後の準備として決意したというんだけど。

Q　割礼するようになって半世紀ほどしかたっていないのに、ここまでさかんになるというのはすごい。

石川　アメリカやイギリスで新生児の包皮切除が大流行していったときもそんな感じだったんじゃないかな。割礼というのは、どういうわけかほとんど疑われることなく社会生活のなかに入りこんでしまう。なぜ人間は、自分の身体を変えてしまうことに対して、こんなにも無防備なんだろう。どこか心の深いところで自分を傷つける行為に憧れるような、そんな心理が働いているのかって、考えたくもなるよ。

Q　でもイギリスやアメリカでは割礼が下火になってきているわけでしょ。そうした傾向

について、韓国の人たちはどう受け止めているんだろう。

石川 アメリカで包皮切除が減ってきているというニュースは韓国の医学界にもとどいている。でもそれは、新生児の手術が行なわれなくなっただけで、包皮の切除そのものが減っているとは認識されていない、と論文には書いてある。

手術をうける理由のひとつに「性的能力の増大」があがっていただろう？　韓国では包皮を切りとることが早漏を防止する治療法として百科事典にも掲載されているうし、パートナーの子宮頸ガンの予防にも役立つという説も命脈をたもっていて、それもあって包皮の切除は韓国女性にも、大いに歓迎されている。韓国では女性のほうが包皮切除に積極的だという報道記事を見たこともあるよ。

Q 韓国では、あいかわらず割礼礼賛がつづいているってこと？　でもこの論文は1999年だから、いまでは事情が変わっているかもしれないよ。

石川 キムとパンの2人は2002年にも論文47を発表しているけど、それを読んでも韓国の包皮事情は変わっていないようだね。あいかわらず手術をうける男性の率は高いし、なによりおどろくのは、包皮切除を批判的にみる意見が、医学界にもほとんどないらしいと。この論文のために行なわれた2000年の調査で、筆者たちは、医師たちにもインタヴューしてみた。ペニスの包皮について、どのていどの知識をもっているか、簡単な問題

97　　第2章　日本人のペニス観

を4つ出してみたんだ。こういう質問だよ。

(1) スウェーデンやデンマークの男性の包皮切除の手術率はどれほどか？
　a 約90％　b 約50％　c 約10％　d 1～2％

(2) 近隣の国々で包皮切除の手術率が50％以上の国はどこか？
　a 韓国と北朝鮮と中国　b 韓国と日本だけ
　c 韓国だけ　d 韓国と北朝鮮だけ

(3) 包茎とは病理学的に何を意味するか？
　a 包皮そのものこと　b 反転できない包皮
　c 亀頭が包皮で覆われていること　d 長すぎる包皮

(4) 20歳の男性の包茎のパーセンテージは？
　a 90％以上　b 約70％　c 約40％　d 約2％

ふだんは包皮切除の手術を行なわない医師も含めて267人に聞いたんだけど、ここまでの話で4問正解はどれくらいいたと思う？ いや、その前にキミの答えを聞きたいな。ここまでの話でほとんど正解はわかるはずなんだけど。

Q　うん、これならわかるよ。1番はd、2番はcでいいんだよね。3番b、4番d。

石川　おみごと。ところがね、韓国の267人の医師のうち4問正解者は、たった5人だった。あきれるほど少ない。1番の正解率は9・7パーセント、2番ではbを選んだ人が51・7パーセントもいたことからすると、韓国の医師たちは先進国の男性は包皮を切除するものだと思い込んでいるのだろう、と論文には書かれている。韓国では1960年代になって、文化がアメリカナイズされ、生活水準が上昇していくのと並行して包皮切除が普及していった。だから韓国の人びとは、この手術にはすごくポジティヴな意味があると思っていて、それを疑おうともしない。

Q　3番と4番の正解率はどれくらいだったの？

石川　この2問は、包茎に対する医学的知識を問うものだといっていいと思うけど、それぞれの正解率は28・8パーセントと16・1パーセントだった。

Q　ほんとうに信用していい論文なの？

石川　2本とも「BJUインターナショナル」というイギリスの泌尿器科専門誌に掲載されたものだよ。読んでびっくりした研究者が多かったらしくて、いろいろなところで引きあいに出されている。極端に高い手術率と、極端に低い包茎知識。それが意味するものはなんだろう。筆者たちは、論文の末尾で「韓国では男性の包皮切除は50年ほど前に始まっ

たにすぎないが、いまや世界で最も手術率の高い国のひとつとなっている。包皮切除に対する韓国の医師たちの誤った旧弊な理解と、包茎に関する知識の不足が、この異常に高い比率の主要因とみられる」[47]とのべている。包皮切除に対して世界の医学界で批判が高まっていることは、どうやら2002年の時点でも韓国にはなんの変化もおよぼしていなかったらしい。筆者たちはそれをなんとか打開したいと考えているようで、2002年の論文では、包皮を切除することで性的能力が減退するという調査結果を明らかにしているのだけど……。

Q　包皮を切っちゃうと、性的能力が減退するの？

石川　それを検証するにはどうすればいいと思う？　アメリカのように新生児に手術をほどこしたばあい、性的能力が増大したか減退したかを調べる方法はないよね。手術前の性的能力を測る方法なんてないんだから。ところが韓国では包皮を切除するのは思春期以降がふつうで、30歳代、40歳代になってから手術を受ける男性も少なくない。性的にアクティヴになってから切除を経験するわけだから、その「前後」で性生活がどう変わったか、自分の身体でもって評価することができる。そして、韓国の人びとはこれまでずっと「包皮切除は早漏を治し、性的能力を増大させる」と信じてきた。

Q　これは男性だけでなく、女性にとっても大問題だよね。

石川　そう。で、興味津々のその結果だけれど、性的に成熟してからずいぶん時間が経過したのちに手術をうけた５９３人のうち約80パーセントは、性的能力に目立った変化はなかった、と答えている。ところが変化があったと答えた約20パーセントのうちは「増大した」が41人に対して、「弱くなった」が78人。つまり包皮切除は性的能力を減退させるケースのほうが、増大させるケースよりも2倍ちかく多いことになる。包皮切除は性的能力を増大させるという、従来の常識を突きくずす結果が示されたわけだから、これは韓国の人びとにとって少なからずショックだったと思う。この論文には手術のデメリットがほかにも多く羅列されているけれど、そうした情報が一般にもきちんと伝われば、韓国人の包皮切除も、このさき少しは弱まっていくんじゃないかな。

Q　そんなに簡単に変わるんだろうか。いまさら、ゴメン、間違ってましたなんて、誰もいいだせないんじゃない？

石川　でもどこかがオカシイとは思うだろ？　かたよった情報だけがひとり歩きしていて、事実にもとづく議論がまったくなされていない。そしてそれは、日本も同じかもしれない。日本人が仮性包茎を嫌うのだって、外国人からみたら奇妙な風習のように思えるんじゃないかな。

第3章 ナチュラルのすすめ

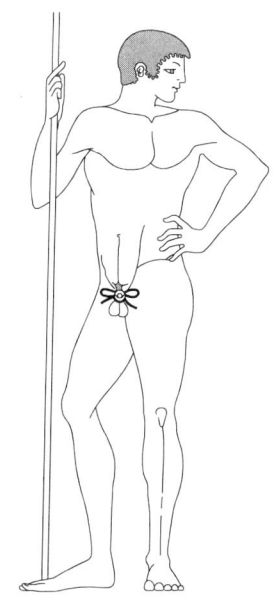

「一糸」をまとい、右手に槍をもって立つ
古代ギリシアのアスリート ［巻末vi頁参照］

新しい包皮の知識

Q　この30年で包皮についての知識が大きく変わったといったよね。いったいなにが新しくなったのか、どうもよくわからない。

石川　デンマークのオスターという学校医が1968年に「その後の包皮の運命59」という論文を書いている。1968人の男児（6〜7歳から16〜17歳まで）のペニスの変化を最長8年間にわたり継続調査した労作だけど、その論文の冒頭で彼は、包皮の歴史には3つの大事件があったとのべている。1つめは紀元前1713年にアブラハムがヤハウェの神との契約のしるしとして割礼をしたこと。2つめは紀元48年にパウロがキリスト教徒の割礼を廃止したこと。そして3つめの事件は1949年にガードナー論文「包皮の運命」が発表されたことで、このときはじめて包皮の成長プロセスが論じられた。つまり包皮は成長するという考え方が、現代の包皮観の根底にはあるということだね。

Q　どうしてそれが大事件なのかわからないよ。

石川　ペニスの包皮はつねに発展途上の組織なのであって、年齢とともに変化していく。だからお医者さんも、この変化に応じて、包皮に対する見方を変えていく必要がある。簡

単にいうと、包皮にはいい方向に変わっていく可能性がつねにあるってこと。そういう発展的な包皮観はガードナー以前の医学界にはなかった。なにしろ生まれてすぐに切除しちゃってかまわないというんだからね。ガードナー論文以前には、包皮の可能性といえば、将来的に病気をひきおこすという悪い可能性でしかなかった。

Q　具体的には何が変わるわけ？

石川　たとえば包茎に対する見方が変わる。さっきもいったように包茎というのは「包皮が反転できない状態」をさすことばだった。ところが包皮が成長していくという前提にたつと、いったい何をもって包茎とするのかという定義がアヤフヤになってしまう。包皮が反転可能になる年齢は個人差があって、1〜2歳ではムケているほうが少数派だし、17〜18歳ではムケていないほうが少数派になる。でも18歳でムケていないからって、それを「包茎」と診断してしまっていいのかどうか。なぜって20歳をすぎてからムケる人だっているわけだからね。いまは包茎だけど2年後には包茎でなくなっているかもしれません、なんていうのでは科学的な定義とはいえないだろ？

Q　でも18歳になってもムケてない人って、ものすごく少ないわけでしょ。だったら、これは包茎だと断言しちゃっていいんじゃない？

石川　以前はそう診断するのがふつうだった。そして包皮を切除する手術をして、亀頭を

露出させていた。包皮に異常があるのだから、それを正常に戻しましょう、そのためのもっとも妥当な治療方法は包茎切除です、という理屈だね。でもね、1980年代に提唱された、より現代的な「包茎の定義」によると、18歳でムケていないからキミは包茎ですね、という診断はくだせないんだ。もっと別の点に注目する必要がある。

Q 別の点って？

石川 なぜ包皮がムケないのか、その理由を明らかにしなければ、包茎かそうでないかの診断はくだせないということさ。具体的にいうと、包皮に「BXO」の症状が見られれば包茎、そうでなければ包茎ではない。▼注5

Q BXO？

石川 日本語では「閉塞性乾燥性亀頭炎」というのだけれど、ラテン語の頭文字をとってBXOとよばれている。この炎症が包皮の先端におこると、先っぽが硬くなって白っぽいリング状になる。ちょうど、ペニスの先に硬い皮の口輪がかけられたようになって、亀頭を露出させることができない。このばあいは包皮が病気なのだから、BXOを治療して包皮が反転できるようにしましょう、ということになる。つまり、治療に正当な理由ができる。でも包皮に病気がないのであれば、手術は必要ない。包皮が自分で変化して反転可能になるまで待ちましょう――というのが正しい処置になる。

Q　気長に待てばなんとかなるっていうの？

石川　基本的にはそういうスタンスになってきているといっていい。なにせその包皮は、まだ反転していないというだけで、あとは健康なんだ。医療の名目で、健康な組織を改変するのは許されることではないからね。

Q　でも待てない人だって、きっといるにちがいないよ。彼らは一刻も早く、なんとかしたいって考えている。

石川　早ければいいってものじゃないよ。さっきもいったように、新生児の包皮は亀頭に密着している。包皮と亀頭をくっつけているこの細胞層がだんだんに壊れていって、やがて包皮は亀頭から分離し、反転できるようになる。これは自然におこるプロセスなのだから、じっくり待てばいいようなものだけれど、以前はできるだけ早くムイたほうがいいという説がひろく信じられていて、新生児の包皮切除の習慣のない国々でも、生まれたらすぐに包皮を反転させてしまう処置が行なわれていたこともあるんだ。

Q　包皮を反転させるって、どうやって？

石川　手でもって、エイヤッとムイてしまう。

Q　なんか乱暴な気がするけど、日本でもやられていたわけ？

石川　最近はだいぶ少なくなってきたようだけど、今でも、そういうふうに勧める泌尿器

科のお医者さんがいるよ。そんなアドヴァイスを聞いたり読んだりしたお母さんが赤ちゃんの包皮を無理やりムクと「嵌頓包茎」をおこしてしまうことがある。

Q　カントンホウケイ？

石川　英語では「paraphimosis」というけど、開口部が狭いのにもかかわらず、包皮を無理やりムクと、反転した包皮が亀頭の頸のところを締めつけて、もとにもどらなくなってしまうことがある。これが「嵌頓包茎」で、亀頭に血液がたまって膨れあがり、ますます包皮がもとの位置にもどらなくなる。

Q　それって、ものすごくヤバいんじゃない？

石川　長びくと危険なこともあるから、処置は早いほうがいい。亀頭を親指と人指し指で強く挟んで先端部にたまった血液を追いだしたり、体積が小さくなったところで包皮をもとにもどす。氷で冷やしたり、病院では酵素を注射して腫れを抑えることもある。ともかく亀頭部から血を追いだして、包皮をもとにもどすことが先決だね。

Q　自然に「嵌頓包茎」になることは？

石川　きつめの包皮が、なにかの拍子に、無理やりムケちゃうっていうのはあまり考えられないから、ほとんどは人為的な原因によるとみていいんじゃないかな。そういうこともあって、無理やりムクのはやめようという意見のほうが強くなってきた。白状するけど、

ボク自身、できるだけ早くムイたほうがいいと考えて、無理やりムクのを実行していたこともある。

Q　意見を変えたわけ？

石川　ムカれる側にすれば、すごく痛いのだと思う。じっさい大声で泣く子もいるしね。こちらは治療のつもりでも、患者さんにとっては精神的なトラウマになりかねないし、癒(ゆ)合(ごう)した組織を引きはがすのだから、出血したり、事後に感染症をおこすことだってありうる。包皮というのは、人間といっしょに成長していくんだ。それも、思春期をすぎてもまだ変化していく可能性がある。無理やりひっぱったりちょん切ったりせずに、じっくり発育を見守るしかない、と考えるようになった。

Q　放っぽらかしにしておいても大丈夫なの？

石川　問題がおきないように、両親や医師が注意して見守るべきだと思うけれど、無意味に介入する必要はない。むかしの男の子たちは、みんな自分でムイたんだ。ある日お風呂でムイてみて「あっ、こんなふうになってたのか」とびっくりする。そして自分で調べたり、友だちに聞いたりする。それが、大人になっていく自然のプロセスだったんだ。でもお医者さんがムイてしまうと、そういう感動も味わえなくなってしまう。

Q　それでも、ふつうより発育が早い人もいれば、遅い人もいるわけだよね。標準的なス

ケジュールって、どうなってるの？

石川 秋田の藤原記念病院のお医者さんたちが600人の児童について調査した報告がある。それによると包皮が完全に反転できるペニスの率は6カ月児の0パーセントから、11〜15歳児の62・9パーセントまで上昇する。この間、包皮がまったく反転できないペニスの率は47・1パーセントから0パーセントまで下落した［左頁のグラフ参照］。

Q グラフは15歳まででとまっているよ。この先はわかっていないの？

石川 このときの調査対象は0歳から15歳までだったからね。オスターの調査では、包皮と亀頭が未分離なペニス（左頁のグラフで、Ⅰの完全反転にも、Ⅱの真性包茎にも属さないグループ）の比率は、14〜15歳で13パーセント、16〜17歳で3パーセントとなっている。発育が遅いばあいについていうと、18歳で包皮がムケていない人は、1〜2パーセントだと考えられている。つまり10000人のうち、多くみつもって200人くらいだね。でも、このうちの170〜190人ほどはステロイド軟膏（女性ホルモン軟膏による治療もある）を塗ることで、状態が改善する。1990年代になって登場した治療法だけれど、この種の軟膏には包皮の成長を加速するはたらきがあって、包皮と亀頭の癒合部分を分離してムケやすくする。完全な治療法とはいえないし、放置しておいても改善するケースが少なくないけれど、気長に待てない患者さんにはいいかもしれない。むかしのように切除手

デンマーク

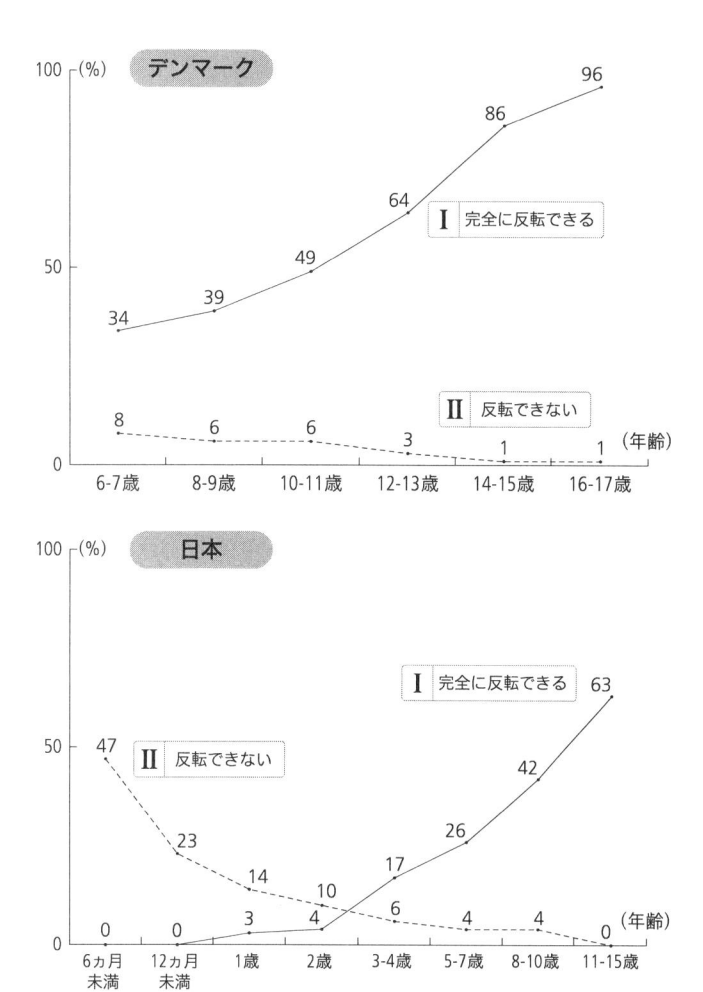

- Ⅰ 完全に反転できる: 6-7歳 34%、8-9歳 39%、10-11歳 49%、12-13歳 64%、14-15歳 86%、16-17歳 96%
- Ⅱ 反転できない: 6-7歳 8%、8-9歳 6%、10-11歳 6%、12-13歳 3%、14-15歳 1%、16-17歳 1%

日本

- Ⅰ 完全に反転できる: 6ヵ月未満 0%、12ヵ月未満 0%、1歳 3%、2歳 4%、3-4歳 6%、5-7歳 17%、8-10歳 42%、11-15歳 63%
- Ⅱ 反転できない: 6ヵ月未満 47%、12ヵ月未満 23%、1歳 14%、2歳 10%、3-4歳 6%、5-7歳 4%、8-10歳 4%、11-15歳 0%

J.Øster (1968) による9545例の調査、および Kayaba et al. (1996) による600例の調査にもとづいて作成。ⅠとⅡの中間グループには「尿道口まで露出できる」「亀頭の半分まで」「亀頭冠まで」「部分的に癒合部が残る」タイプがふくまれる。

Q ふつうに考えれば軟膏だけど、手術を選ぶ人だっていていいんじゃない？　真性包茎が治るうえに、仮性包茎からも自由になれるんだからさ。

石川　でもね、むかしは選択の自由はなかった。非外科的な治療法が確立された現在でも、以前と変わりなく手術をしてしまうお医者さんもいる。イギリスでは包皮の切除手術は激減したけれど、いまだに必要な件数より数倍も多く行なわれている、と警告する研究者もいる。BXOをともなう真性包茎だって、外科手術以外の治療法が試みられているんだ。

Q　それってつまり、手術はできるだけするなってこと？

石川　医学的な見地からすると、包皮の切除はできるだけしないほうが望ましい——というのが現在の潮流だからね。まず軟膏での治療を試みるというのが妥当な選択だと思うし、かりにステロイド軟膏が効かないばあいでも、それがすぐに切除手術につながるわけじゃない。

Q　別の治療法があるの？

石川　簡単な無痛処置をほどこして、包皮口の皮膚をひっぱってひろげてあげる。手でひ

っぱったり、金属具をつかったり、一種の風船を利用する治療法もある。ともかく人工的な張力をあたえて、包皮をのばし、開口部をひろげてやる。[72] 10000人のうち軟膏を使ってもムケなかった人が10〜30人ほどいたわけだけど、そのうち4分の3くらいは、この治療法で反転可能になる。

Q それでもダメなばあいは？

石川 そのときは手術をすることになるけど、それが必要になるケースは10000人のうち7人くらい。全体の0・07パーセントだね。手術といっても、むかしのような環状切除ではなく、包皮を温存する新しい方法が考えられている。ものすごく単純化していうと、包皮の先端に縦にスリットを入れて、傷口を横方向に縫うことで、開口部をひろげる。[24]切除も縫合もミニマムにした手術だから、感覚器官や神経を傷つけるリスクも最小限におさえられる［巻末の付図を参照］。

Q じゃあ手術後も、包皮はダブついたままなの。

石川 そうだね。包皮を切除してしまうと、そこにある鋭敏な感覚器官や神経まで切りとってしまうことになる。

Q でもそれだと、包皮があまっている人はどうするの。お医者さんって仮性包茎をどう考えてるわけ？

仮性包茎はノーマルだ

石川　仮性包茎というのは、医学的になんにも問題がない。というより健全なペニスの姿のひとつだと考えている。

Q　でもそれって変じゃない？　仮性包茎で悩んでる子どもがどれくらいいるか知ってるでしょ。悩みを救うのが医学なんじゃないの？

石川　仮性包茎については、医学のフィールドではほとんど議論されることがないんだ。少なくとも欧米の国々ではね。切除手術をうけていない男性なら亀頭が包皮で覆われているのは当然で、むしろ亀頭が完全に露出しているほうが少数派という感じだね。

Q　でも仮性包茎だと恥垢がたまって汚い、だから手術しろって……。

石川　たしかに恥垢には発ガン性があるっていう説も一時期はあったけど、現在ではほぼ否定されている。逆に、恥垢には、ペニスを無菌状態にたもつはたらきがあると主張する人もふえてきた。動物の多くは包茎だという話をしたよね。彼らは風呂に入ったりしないから恥垢はたまったままだけど、それで病気になったりはしない。

とはいえ、匂いの問題もあるから、お風呂に入ったときには、軽く洗っておくほうがい

いね。念のためにいっておくけど、石鹸を使う必要はない。石鹸や入浴剤には刺激性の物質がふくまれていることがあって、炎症をおこす可能性があるから、とくに小さい子どもには使わないほうがいい。ウマの包皮を石鹸で洗うとかえって病原菌がふえるという調査結果もあるし、大人でも亀頭包皮炎をおこすことがある。自然の状態でうまくいっているものを、むりやり人工的に変える必要はないんだ。 ▼注6

Q でも仮性包茎が問題なのは、健康面のことだけじゃないんだよ。

石川 あるドイツのお医者さんが自国の「包皮事情」についてレポートしている。アメリカとちがって、ドイツには生まれたときに包皮を切除する慣習はないけれど、真性包茎の男性に対しては、包皮が反転できるようにする手術が行なわれている。興味ぶかいことにこのお医者さんは、包皮を切るばあいはできるだけ切りとる量を少なくして、亀頭の4分の3を覆うくらいは包皮を残すべきだと主張しているんだ。ペニスを衛生的にしておくためには、こまめに洗わなきゃならないから少し手間はかかるけれど、そのほうが自分たちにとって美しくみえる、って書いている。

Q それはドイツ人にとってそうなのであって、日本ではちがうんだよ。

石川 だんだんに変わっていくよ。というより、変わらないといけないんだ。

包皮関係の海外サイトには、包皮が短いものから長いものまでいろいろなペニスを写真

つき（しかも平常時とエレクト時）で紹介しているページがあって、それを見ると、包皮が短いほうはだいたい想像がつくと思うけど、長いほうは心底びっくりするようなものがある。ゾウの鼻のようなシワシワの包皮がダラーンと垂れ下がっていて、エレクトしたときも亀頭が完全に隠れて、さらに数センチほど包皮があまってる。これはまあ、極端な例だろうけど、包皮の長さには個人差があって、それもかなりのヴァリエーションがある。髪の毛を短く刈りあげている男性もいれば、肩までとどく長髪の男性もいるのと同じで、いろいろヴァラエティがあるのが当然なんだ。逆に、全員が坊主アタマだったら、むかしの軍国主義が復活したみたいで気持が悪いよ。

Q　ムケてるのが当然だと思いこんでるのがイケナイ、っていいたいわけ？　でもそれはヒドイよ。仮性包茎は恥ずかしいって思い込みが一般的であるのは、誰がなんといっても事実だよ。少なくとも日本ではね。もしその思い込みがマチガイだとするなら、マチガイなんだって、大声でいう必要があるんじゃないの。もちろん、ただマチガイだっていうだけじゃなく、誰がみても納得できるように、誰が聞いても信頼できる証拠を示して、説明すべきだと思う。

石川　確かにね。包茎や仮性包茎は恥ずかしいって宣伝するメディアもあったし。

Q　いまでもあるよ。雑誌よんでないの？

石川　でもね、あまり大きな声ではなかったかもしれないけれど、包茎は恥ずかしいことじゃないって主張してきた日本のお医者さんたちもいたんだよ。ボク自身、そのひとりだったけど、ぜんぜん力がおよばなかった。仮性包茎は恥ずかしいことだとか、ペニスの包皮は悪者だから切除しちゃってかまわないとかいう考え方は、きちんとした根拠もないくせに、おどろくほど広い範囲で、しかも強固に信じられているんだ。

足立文太郎博士がいうように、日本では古くから包茎はカッコ悪いという思い込みがあって、しかもその思い込みはとても根ぶかくて、足立博士が「包皮のたくしあげ説」を発表しても、ほとんど誰もかえりみなかった。

Q　けっきょく説得力がなかっただけじゃない？

石川　それを受け入れる側に、ちゃんとした素地がなかったともいえるよ。アメリカやイギリスでも、19世紀後半以降、新生児の包皮切除がさかんになって、そうなると包皮は短いほうがカッコいいんだという思い込みが一般的になっていったのかもしれない。でも、この30年あまり、包皮の地位は一歩一歩、向上してきた。1970年代に論争がはじまった当初、問題とされたのは、新生児の包皮切除にはほんとうに医学的根拠があるのかどうかという点で、切除に反対する人びとは、包皮は悪者ではないことを論証しようと躍起になっていた。それが1980年代に入ると、包皮は無傷のままがいいという主張

に変わり、いまでは包皮は良いものなのだから、積極的に残すべきだというスタンスに変わってきた。それはけっきょく仮性包茎を擁護する主張だといっていい。

Q　包皮は良いものだった？

石川　うん。逆に、切除に賛成する人びとが論争のなかで力を入れてきたのは、包皮が悪者であると証明することだった。包皮が悪者でなければ、すべての男児の包皮を（予防的措置として）切りとる理由がなくなってしまう。そこで〈包皮＝悪者〉を証明するために、主たる論争ポイントが４つ用意された。

包皮をめぐる"30年論争"

石川　論争ポイントのひとつはガン。包皮を切除していない男性には陰茎ガンが、そのパートナーの女性には子宮頸ガンが多くなるという仮説。2番目は包皮切除が尿路感染症を予防するという主張。3番目は切除が性病予防に役立つという仮説。4番目はセックスにかかわる問題で、包皮を切除すると性的能力が高まるという人がいたり、切りとってしまったほうが美しいという主張もあった。こうした論点で次々と新しいデータや研究を発表して、切除賛成派は巻き返しを図ってきたんだ。

Q　ガンや性病の話って、簡単に決着がついたんじゃなかったの？

石川　包皮とガンは無関係だというレポートが出ると、それに反対する研究が発表されるというかたちで、なかなか決着はつかなかった。ひとついっておくと陰茎ガンというのはとてもマレで、アメリカでは男性10万人あたり年に1人ていどの発病率だという(発病の平均年齢は55歳)。陰茎ガンによる死者よりも、包皮の切除手術にともなう死者のほうが多いのではないかと指摘する人もいる。[33]

Q　じゃあ包皮の切除手術でガンを予防するために、どれくらいの件数の包皮切除が必要かという試算がある。それによると、1人の陰茎ガン患者の発症をふせぐためには少なくみつもって7万件、多くみつもると35万件もの手術をこなさなければならないという。1人のお医者さんが10分間で1人に手術するとして、1日8時間、週5日労働ではたらきつづけて6年ないし29年かかる計算だよ。おまけに陰茎ガンは、どちらかといえば予後の悪くないガンで、死亡率はさほど高くないから、このお医者さんが1人の陰茎ガン患者の命を救うには、もっと長い期間、手術しつづける必要があるというんだ。[55]

Q　そんなことで論争していて、決着がつかなかったわけ？

石川　ガンとそのリスク要因の因果関係を証明することは、とてもむずかしいんだ。おま

けに包皮とガンの問題は、男性の側だけでなく、パートナーの女性の子宮頸ガンも絡んでいた。子宮頸ガンがユダヤ人女性にはきわめてマレであることは、20世紀の初頭から知られていて、現代の統計でもそれは確認されている。そして、その夫であるユダヤ人男性はほぼ例外なく生後8日目に割礼をうけている。ならば包皮切除が子宮頸ガンを防ぐことはあきらかだというのが、切除賛成派の一貫した主張だった。

Q ちょっとまって。それって女性のガンの原因が男性にあるってこと？ ガンってセックスで伝染するの？

石川 えー、包皮が残っているとそこに恥垢がたまる。その恥垢が原因物質となって、男性のばあいは陰茎ガンを、女性のばあいは子宮頸ガンをひきおこすのではないかと疑われたわけ。陰茎ガン患者のほとんどは包茎や仮性包茎であることがわかっているからね。包皮とガンの因果関係を確認するために、いろいろな人口集団で子宮頸ガンとパートナーの包皮の有無の相関関係を調査したり、恥垢に発ガン物質が含まれていないかを探ったりといったさまざまな研究が行なわれた。けっきょくヒトパピローマウィルス（HPV）が関係していることがわかってきて、いまでは包皮とガンの発生とには直接的な関係はないと考えられている。陰茎ガンのリスクを高める要因となるのは、まずペニスの衛生状態、それに不特定多数のパートナーとのセックス、そして喫煙だね。

Q　けっきょく、セックスすることでウィルスがガンを発生させるということ？

石川　そうだね。ヒトパピローマウィルスは性行為で感染して、尖圭（せんけい）コンジロームとよばれる性感染症をひきおこす。それは以前から知られていたけれど、このウィルスには100以上もの種類があって、そのうちいくつかのタイプのウィルスが、ガンを発生させるリスクがきわめて高いことが1980年代になってわかってきた。陰茎ガンはとてもマレだといったけれど、逆に子宮頸ガンは女性の生殖器ガンとしては最も多く発生する。

Q　原因が同じなのに、なんか不公平な気がするな。ユダヤの女性に子宮頸ガンが少ない理由はわかったの？

石川　2002年になって、遺伝的な要因らしいという説が提出された。ガンの抑制に関与するP53という遺伝子の一部に、ガンを発生させやすい特殊なタイプがあることがわかったんだ。そして、ユダヤ女性のP53遺伝子にはこのタイプが少ないことが確認された。けっきょくパートナーが割礼をしているからではなく、ユダヤの女性たちが代々うけついできた遺伝子に、ガンを抑制する力があったというわけだ。

Q　第2の性病の問題は？

石川　切除賛成派が主張したのは、包皮のない男性とある男性を較べると、包皮なき男性

データを提出している。

Q　統計的に立証されているの？

石川　科学の統計ってのは、そんなに簡単なものじゃないんだよ。たとえばアメリカでは生まれたときに包皮切除をうけた男性の多くは、社会的なステータスも教育水準も高い階層に属している。高学歴高収入の男性と、低学歴低収入の男性とでは、どちらが性病にかかるリスクが高いと思う？　包皮切除と性病リスクの因果関係を立証するには、調査結果に影響を与えるもろもろの要因を吟味して、それらの影響を除去しなければならない。包皮がないから性病にかかりにくいのか、高学歴高収入で性病をもらっちゃうような場所には近づかずにすむからリスクが低いのか、どうやったら判別できると思う？　切除に反対する陣営がまず批判したのは、そうした統計的な不備だった。

Q　統計が妥当かどうかで、決着をつけたわけ？

石川　統計的に不備があるということは、そのやり方では正しい証明になっていないということであって、なにも包皮なき男性が性病にかかりにくいという賛成派の主張そのものまでが否定できるわけじゃない。つまり論争としては、白紙状態にもどったということだね。ところが、そうこうしているうちに、包皮には免疫を高める力があることがだんだん

にわかってきた。

Q　免疫？

石川　外から入ってきた病原菌をやっつける能力のこと。包皮には免疫に関わるシステムがいくつかあって、たとえば包皮の内側にあるアポクリン腺からはバクテリアの細胞壁を破壊する物質などが分泌されるし、包皮に多く分布するランゲルハンス細胞は病原菌を認識して免疫系に知らせる役割をはたしている。包皮には血管がたくさん走っていて、こういう場所では感染がおこりにくいことも知られている。つまり包皮を除去することは、免疫力の低下につながると考えていい。

Q　じゃあ包皮のない男性のほうが性病にかかりやすいということ？

石川　免疫力という観点からすると、そういえると思う。これはウシをつかった研究だけど、包皮の内部には殺菌作用のある化合物がふくまれているとか、免疫物質を分泌する形質細胞があるという報告もある。ヒトではどうなのか。包皮の免疫能力についてはまだまだ研究する必要があるだろうね。

　ひとつつけ加えておくと、ランゲルハンス細胞の表面にはHIVウィルスがとりつける場所があって、ウィルスはここから細胞内に入ることができる。数年前、この発見が報告されると、アフリカではにわかに包皮を切除する男性がふえたというのだけれど、どうか

と思うね。性病を予防したいのなら、まず危険なセックスをさけることが先決だよ。切除賛成派にしたって、包皮を切りとることが性病のリスクを下げるといっているだけで、絶対に性病に感染しなくなるといってるわけじゃないんだからね。

Q　たしかに性病予防には、もっと確実な方法をとるほうが賢明だと思うよ。

石川　切除賛成派の主張でいうと、尿路感染症についての議論がいちばん説得力があって、生まれたときに包皮切除をうけた男児のほうが罹病率が低くなるという論文がいくつか提出されている。[74・75]

Q　尿路感染症？　どんな病気なの？

石川　尿路というのは、血液中の老廃物を漉しとって、オシッコとして身体の外に排出するシステムのこと。具体的には腎臓・尿管・膀胱・尿道をさしている。オシッコは、腎臓でつくられて、尿管を通って膀胱に溜めこまれて、尿道から排出されるんだ。このオシッコの通り道に病原菌が入りこんで炎症をひきおこすのが尿路感染症。多くのばあいは大腸菌などのバクテリアが外尿道口から侵入しておこる。包皮切除の賛成派によると、この尿路感染症にかかるリスクを、手術によって10分の1ていどに減らせるというんだ。

Q　けっこう大きな差に思えるけど。

石川　でもね、尿路感染症にかかるのはほとんどが1歳未満で、抗生物質をつかえば比較

的かんたんに治るんだ。病気にかかる割合は統計によってバラツキがあるけれど、調査結果のひとつを紹介すると、包皮を切除していない集団で1000人に7人。切除した集団では1000人に2人[18]。つまり1000人に手術をほどこすと、5人の尿路感染症を防ぐことができるというわけ。

Q　陰茎ガンよりは効率がいいけど、決して割のいい投資じゃないね。

石川　リスクが減るといっても、もともとの発生数が少ないから、予防できる絶対数はきわめて少ない。アメリカでは年間100万人以上の新生児が包皮切除の手術をうけるというのだけれど、そのコストは1億5000万～2億7000万ドル[18]。150億円から270億円規模ということになる。これだけの費用をかけて、乳児期の感染症を防いでもしょうがないよ。

Q　でも、お医者さんの立場からすると、簡単に諦められる金額じゃないね。

石川　だから新生児の包皮切除には医学的なメリットがあるということをどうしても立証したいんだ。経済的な理由だけじゃなく、自分たちがやってきたことが正しいと主張するためにも、その証明はどうしても必要なんだと思う。彼らの人生の意味に関わる問題だからね。でも赤ちゃんの包皮を切りとることの医学的なメリットは、こうしてみるとあまりに少ない。

アメリカでは、主として小児科医や産婦人科医が新生児の包皮切除の手術を行なってきた。アメリカ小児科学会が、1971年に、この手術には医学的根拠がないという声明を出した話はしたね。その後もなんどか臨時の委員会が組織されて、この問題が調査検討されてきた。1989年の委員会報告では、「切除にはメリットもある」という言い方になって、1999年の報告ではもっと積極的に包皮切除の利点を印象づける表現に変わっている。どうも、医学的根拠が弱くなるほど、包皮切除を礼賛する度合いが強まっていくような気がするな。

オーストラリアでも1960年代以降、新生児の包皮切除は減っていたけど、最近になって復活を訴える動きが出てきた。切除賛成派のホームページをみると、世の中にはなんにでも反対するアンチ派の人びとがいて、オーストラリアでもかつてはそういうアンチ集団のおかげで包皮切除をうける新生児の割合が減っていたけれど、いまや数を増しつつあるとか（手術率は1990年代半ばに10％強まで落ちこみ、その後は微増に転じている）、包皮切除がいかに素晴らしいかとか、そんなことが書かれている。

Q　信頼できるデータなの？

石川　きちんとした研究データや根拠にもとづく意見ならいいんだ。同じ土俵で議論をたたかわせられるからね。でも、感情的な礼賛ばっかりで、彼らの主張を裏づける根拠も、

文献リストも付されていない。この30年間、世界の医者たちが研究してきたことがまるで反映されていないんだ。包皮が長すぎるとうまくセックスができません、なんてことが平気で書かれてあるのをみると、オイオイ待ってくれよといいたくなる。

Q　日本の雑誌広告にだってそう書いてあるよ。

石川　いったい何を根拠にそんなことがいえるのかな？　世界の男性の８割は生まれたままの包皮を持っている。それでもみんな、うまくやってるというのにね。

Q　でも、包皮が長すぎる人でもセックスがうまくできる、という確実な証拠はないんじゃない？

石川　そうかもしれない。でも逆に、切除手術をうけて包皮が短い男性には、どうもうまくセックスができないのではないか、という証拠は少しずつあがってきているよ。

Q　それって、包茎の手術を勧める雑誌広告のいっていることと正反対じゃない。本当としたらたいへんなことだと思うよ。

石川　さっきあげた４つの論点の４番目がセックスの問題だけれど、別に美味しいものをあとまわしにしたというわけではないんだ。包皮がセックスにもたらす影響については、いろいろなことがいわれているけれど、まだ仮説の域を脱しているとは思えない。でも、包皮切除が性的能力を高めるとか、女性を喜ばすなんていう切りとり賛成派の主張とは逆

第３章　ナチュラルのすすめ

のデータが集まりはじめていることは確かだね。だから、ここからは、まだ検証されていない話だと思って聞いてほしい。

Q でも全くアテにならない話ではないんでしょう？

石川 まあね。少なくとも包皮の切除手術を勧める広告よりは、重みがあると思うよ。

包皮なきセックスは貧しい

Q 包皮とセックスって、関係があるの？

石川 まず、包皮の感覚の問題がある。さっきもいったように、生誕時の包皮切除でカットされてしまう部分の包皮には、じつはとても敏感な感覚器が備わっていることが1990年代に発見された［51頁参照］。手術でこの敏感な感覚器や神経が除去されてしまうわけだから、生理学的にみて感覚が鈍くなることはたしかだね。

Q 鈍感になったかどうかなんて、実際に確かめられるの？

石川 マスターズ＆ジョンソン報告って、聞いたことがあるかい？　1960年代に行なわれたセクソロジー（性科学）の総合的な研究で、これによれば包皮のある男性もない男性も、亀頭の性感に差はないとされている。じつをいうと、この研究以前には、包皮切除

は亀頭の感覚を鋭敏にするという、礼賛派が大喜びするような俗説が信じられていた。それが実験によって否定されたという点では画期的な研究だったといえるけれど、現在では疑問視する声があがっている[89]。手術で切除される包皮の組織にふくまれているのは軽いタッチに反応するセンサーで、いっぽう亀頭の皮膚には強いタッチに反応する感覚器がある。だからマスターズ博士たちが亀頭の感覚を重視して実験を行なったとしたら、包皮のライト・タッチ・センシングを見逃した可能性はじゅうぶんにあるというわけだ[42,89]。切りとり賛成派とすれば、包皮切除によって性感は変化しないという見解だけは死守したいところだったろうけど、テイラーの発見[71]が、それを打ち砕いたんだ。

実際問題として、包皮のセンサーが軽い圧力を感じるのだとすれば、その感覚シグナルは脳に送られ、そこで亀頭やペニスの別のセンサーからくるシグナルとミックスされて、セックスの快感として認識される。

Q 別のセンサーって？

石川 包皮小帯とよばれる部分［巻末の付図参照］にも神経終末が密集していて、性的な刺激にたいへん敏感な場所として知られている。つまり包皮ある男性のセックスでは、快感のシグナルは複数の感覚チャンネルからやってくる。これに対して包皮を切除した男性のばあいは快感シグナルのチャンネルが少ない。ユダヤ式の徹底した環状切除では、残念な

第3章　ナチュラルのすすめ

ことに包皮小帯もほとんど切りとられてしまうんだ。包皮ぬきのセックスなんて、色彩のないルノワールの絵を見るようなものだと語っている人がいるけれど、たしかに感覚のチャンネル数からすると包皮のない男性は貧しいセックスをしていることになる。

Q でも感覚が鋭敏になると、早く達しちゃうんじゃない？

石川 それも切りとり賛成派がくりかえして主張することだね。これに対して反対派は、鋭敏なセンサーを持っているということは、自分が快楽曲線のどのあたりにいるかを敏感に察知できるということなのだから、それだけ自制する能力が高いと主張する。

Q それって水かけ論になっちゃわない？ やっぱり敏感すぎるほうが問題のような気がするけどなあ。

石川 でもそれこそが、自然が与えてくれたセンセーションなんだ。わざわざ鈍らせる必要なんてないよ。包皮を失ったペニスの亀頭は、下着のなかでつねに布地とこすられているうちに、表皮が角質化して厚くなる。とうぜん刺激に対しては鈍感になると考えられる。そして、そうした感覚の変化が、男性の性行動を変えるという研究もある。

Q 性行動を変える？

石川 包皮切除をうけた男性は性的に不安定というか、アブノーマルなセックスに走る傾向があるというんだ。つまり自慰とかアナル・セックスとか、オーラル・セックスに向か

う率が高い、というのだけど、もし因果関係があるとしたら、皮肉なことだよね。もともとイギリスやアメリカに包皮の切除術が導入されたのは、マスターベーションを防止するためだったんだから。

Q　完璧な逆効果だね。

石川　それと、セックスの問題では男性の論理だけじゃなく、女性の意見も聞くべきだっていう立場からの研究も出てきた。

Q　どんな研究なの？

石川　包皮切除をうけた男性とうけていない男性とでは、どちらがセックスの相手として望ましいか、女性たちにアンケートをしてみたんだ。

Q　包皮のない男性とある男性とで、セックスに差があるの？

石川　どうやらあるらしい。1988年にアメリカのアイオワ州で行なわれた調査では、包皮のない男性のほうがいいと答えた女性が多かったらしい[76]。

Q　なんだ、それじゃあ割礼礼賛派が喜ぶよ。

石川　この調査はもともと割礼礼賛色が強くて、じつをいうとアンケートに回答した女性のうち、包皮のない男性とも包皮のある男性とも性交渉があったのは16・5パーセントだけだった。アメリカでは、もちろん包皮のない男性のほうがはるかに多いわけだから、ア

ンケートの結果は、女性回答者たちが自分に親しみのあるペニスを選んだことを示しているだけなのじゃないか、という批判が出ている。それにね、女性たちはパートナーが包皮切除をうけたかどうか、きちんと把握しているわけではないらしい。これは1960年の調査での数字だけど、女性の3分の1ほどは自分の夫が割礼しているかいないかを知らなかったという。[89]

Q　ひどいな。[77]

石川　そんなにまじまじと見るものじゃないからね。男性のほうだって、4分の1弱は自分が包皮切除をうけたかどうかを確実には答えられなかった。手術をうけていないのに、うけたと思い込んでいたり、その逆のケースもあったということだね。[77]

Q　自分のことくらいわからないのかなあ。

石川　なにしろ、アメリカのばあいには、ほとんどが生まれてすぐに手術をうけるわけだから、けっきょく両親から教えてもらった話や、自分で見た印象で判断するしかない。つまり、ボクがいいたいのは、包皮の有無がセックスに与える影響を調査するのは、とてもむずかしいってこと。

　女性へのアンケート調査で興味ぶかいのは、1999年の「BJUインターナショナル」に掲載されたオハラ夫妻のレポートだね。[57]包皮が「ある／なし」両方のタイプの男性

とセックスしたことがある女性をリクルートして調査したもので、それこそ切りとり賛成派からうめき声が聞こえてきそうな内容だよ。

138人の女性に、セックス中の体位の好みやオルガスムが得られたかどうか、といった具体的な質問に答えてもらった結果を分析しているのだけれど、包皮のない男性とのセックスでは「長びいたときに、不快感を感じたことがある」「早く終わってほしいと思ったことがある」と答えた女性が多かった。これに対して包皮のある男性とのセックスでは「オルガスムが得られた」「一体感が得られた」との回答が多数派だった。

けっきょく138人の女性のうち「割礼男性」とのセックスがいいと答えたのは11パーセントで、残りの89パーセントは「無傷な男性」とのセックスを選んだ。[58]

Q 無傷な男性？

石川 70年代、80年代までの包皮論文では「割礼」と「非割礼」で分類していたけれど、90年代以降は逆に、「無傷（インタクト）」と「無傷ではない（ノンインタクト）」とか、「割礼男性」と「無傷な男性」といった分け方が増えてきている。手術で包皮を失ったペニスが多数派だとかノーマルだと考える時代は、もう終わったんだ。

Q ふーん。でも「ペニスに傷もつ男性」がそんなに不人気だったとは意外だな。[41] 包皮のある男

石川 包皮を切除した男性のほうが結婚に失敗しやすいという人もいるよ。

性生活に柔軟に対応できない傾向があるというんだ。もちろん包皮の有無だけが離婚の理由とは考えられないけれど、これに関連して、考慮しておきたい仮説がある。だぶついた包皮は無用の長物なんかじゃなく、セックスのときにとても重要な役割をはたすのではないか、という主張だよ。

Q　どんな役割をするっていうの？

石川　ヴィクトリア朝の理想のペニス模型と同じだ。このゴム模型の話をしたね。包皮のあそびがまったくないから、ゴムのペニスもいっしょに上下に動いてしまうだろう。でも自然なペニスは、そうならない。包皮がだぶついているせいで、包皮だけを上下運動させられる。ゆるゆるの包皮のなかでペニスは上下に自由に動くことができるんだ。研究者たちは、これを自然な「グライド機構」と呼んでいる。グライダーが空中を滑空するように、自然のままのペニスは包皮につつまれたなかで滑るように動くことができるということさ。女性の立場からすると、ゴム製の模型（のような人工的なペニス）と、グライド機構つきの自然なペニスのどちらを相手に選びますか――という問題だね。ひとつ入れ知恵をしておくと、1997年に行なわれたインターネットでの調査によると、包皮を失った男性はセックスのときに人工的な潤滑剤を使うことが多いというんだ。[22][58][57]

Q　人工的な潤滑剤？

石川　たぶん、ペニスの動きがギスギスしてしまうから、それを補うということだろう。包皮のない男性とのセックスで「不快感」を感じる女性が多かったというのも、そのせいかもしれない。ラットの実験でも、包皮を切除してしまうと、うまくセックスできなくなってしまうという結果がでている。

Q　ラットってネズミのこと？

石川　うん。実験につかうネズミにはマウスとラットの2種類があって、ネズミ、ラットはドブネズミのこと。ドブネズミといっても毛皮は真っ白だし、小型のかわいいネズミだよ。前に動物には包茎が多いといったけど、オスのラットの包皮を切りとると、性的に成熟したメスと同居させても、なかなかセックスにいたらない。エレクトするのも、挿入するのも射精するのも困難になって、ようするに自然にセックスができない[57]。つまり包皮を切除するという人工的な処置が、セックス行動にも明らかに変化をもたらしたことになる。家畜でも包皮を失うとやはり性行動が変化するらしい。そこで獣医さんたちは、家畜の包皮が傷ついたばあいは、ていねいに治療するという[23]。

Q　でもネズミや家畜と人間を同一には論じられないんじゃない？

石川　それはそのとおりだね。そこで霊長類に話をもっていくと、ヒトとチンパンジーはDNAの98パーセント以上を共有する、きわめて近い種だけれど、ペニスの構造はかなり違っている。チンパンジーもボノボ（ピグミーチンパンジー）も、ペニスに亀頭がないんだ[23]。これにかぎらず霊長類のペニスはものすごく変化に富んでいて、霊長類のすべての種のペニスに共通するパーツは、海綿体と包皮くらいのものらしい。性行動が多様化すれば、ペニスの形や機能も多様化するわけだけど、どんなセックスをするにせよ、海綿体と包皮だけは役立っているということだね。つまり包皮は進化のプロセスで選ばれた器官だと考えていい。

けっきょくオハラ夫妻の報告を読んで感じるのは、やっぱりナチュラルなペニスで、ナチュラルなセックスをするのがいちばんなのじゃないか、ってこと。包皮はナチュラル・セックスに欠くべからざるものなのだと思うよ。

『割礼の歴史』[05]（マレク・シュベル）という本には、包皮のない男性よりも包皮ある男性とのセックスを選ぶというフランス女性2人の証言が載っているのだけれど、異口同音にいっているのは、「割礼していない男性は自分を抑制できる」ということ。自分自身の快感にふけることなく、優しく接してくれるから、女性の側の満足感も高いということだろう。

包皮のグライド機構

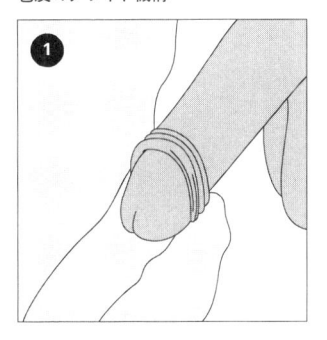

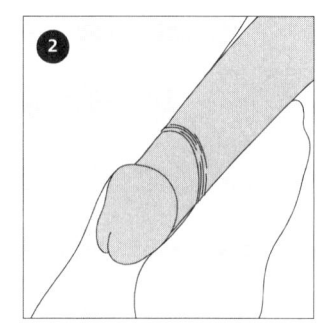

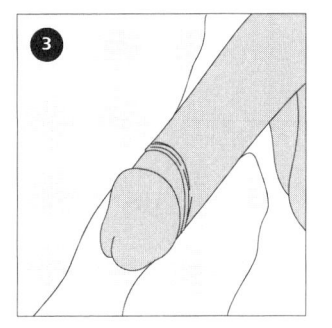

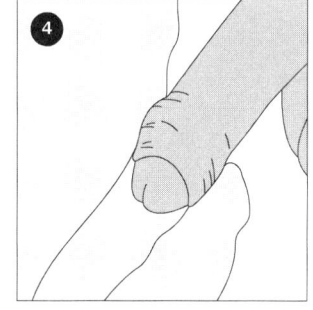

ゆるやかな包皮のなかでシャフトは自由に動くことができ、女性の側からすると、そのぶん物理的な摩擦が減ることになる。包皮を切除した男性が人工的な潤滑剤を使うことが多いのは、自然なグライド機構が失われたためだろう。

Q　2人とも「割礼男性」をウサギにたとえている。どういう意味なの？

石川　抑制のしかたを知らないから、自分勝手につきすすんで、ウサギのようにすばやく退散してしまうってこと。そんな恋人は願いさげだというわけさ。

Q　なんかずいぶんすごい女性なんだなあ。

石川　1人はドイツ語の教授、もう1人はフランス語の教師。インテリではあるけれど、ごくふつうの女性なんだと思うよ。

Q　セックスに関する研究って、どれくらい信頼できるんだろう？

石川　どうだろうか。包皮がペニスの動きをスムーズにする緩衝材の役割をはたすという考え方は、かなり以前から、少なくとも1960年代からいわれていた。それでも、包皮性悪説が根強かった時代には、大きな影響力をもつにはいたらなかった。でも今はだいぶさまがわりしてきているんじゃないか。前頁の「グライド機構」の連続イラストをみていると、包皮つきのペニスが精密機械のように思えてこないかい？　ヴィクトリア朝ペニスがただのゴム棒でしかないのと較べると、えらい違いだよ。

包茎の手術を勧める記事や日本の広告には、たいてい、女性に迷惑をかけないためとか、よりよいセックスをするためにも手術は必要ですーーなんてうたい文句が載っている。で

もそれはどこまで信頼できるのか、どういう研究にもとづいて書かれた文言なのか、熟考してみる必要がある。男性の側の論理だけで、たとえば仮性包茎はみっともないからという思いこみだけで、ヴィクトリア朝スタイルの人工ペニスに改造するのはやめたほうがいいんじゃないかな。キミだけの問題ではなく、セックス・パートナーとなる女性のこともじゅうぶんに考える必要があるということさ。

Q　最近の研究のなかでは、包茎の手術に対する賛成意見ってないの？

石川　個人的には手術大賛成――という意見はあると思う。いまいった『割礼の歴史』には、31歳で包皮切除をうけた男性の証言も載せられていて、彼は手術をうけてとてもよかったと喜んでいる。性的にも満足度が上昇したといっているのは、おそらく心理的なプラス効果がものすごく大きかったんだろう。でも手術をうけた人がみんな、彼のように幸福に感じているわけではないよ。

ナチュラル・ペニスがいちばん

Q　手術をうけたのは間違いだった、と考えている人はたくさんいるの？

石川　けっこうトラブルは多いようだね。1999年の「BJUインターナショナル」に

は、包皮切除によるダメージについてのレポートが載っている。1993年から1996年にかけて、体験者546人から寄せられたクレームをまとめた報告で、それによると、幼児期や少年時代にうけた手術によって、みにくい傷痕が残ったとか、包皮と亀頭の皮膚が部分的に癒着したとか、あるいは包皮の切り方が左右均等でなかったためにペニスが曲がった、エレクトした時に痛みや出血をともなう……などといった苦情があった。

セックスに関わるトラブルでいうと、感覚が鈍くなった、無オルガスム症になった、EDになった……といったところかな。EDというのは勃起障害――つまりエレクトしなくなる、あるいはエレクトしにくくなる症状だね。

Q 割礼のせいでEDになっちゃうこともあるの？

石川 これについてはまだ結論が出せる段階じゃないね。包皮を切除した男性のほうが性機能障害になる危険性が低いという調査結果もあるし、成人になってから切除手術をうけた男性にはけっこう高い率でEDが発生するというレポートもある。EDがおきる原因は、心理的なものから肉体的なものまでさまざまだし、包皮を切除したことだけが原因となってEDを引きおこした、という因果関係を立証するのはかなりむずかしいんじゃないかな。とはいえ大人になって包皮切除をうけたあとにEDになった男性からすれば、ほかに原因は思いあたらないわけだから、手術とEDを結びつけて考えてしまうだろうね。

かつて、包皮切除が万能の治療法とされていたころは、EDの治療につかわれることもあったようだし、ごく最近まで、包皮を切除すると性的能力が高まるという考え方がひろく信じられてもいた。でもそんなに単純なものじゃない。ペニスに外科的処置をほどこすことには、さまざまなマイナスの影響がありうるということを理解しておくべきだろうね。

Q さっきいってた無オルガスム症というのは？

石川 絶頂に達することができないという症状。快楽を奪われてしまうのだからとても悲惨なことだよね。でも、そこまでひどくはなくても、感覚が鈍くなるというのは、ものすごく大きな問題なんだ。包皮を失うことで亀頭の感覚が鈍化したために、通常のセックスでは適当な刺激が得られなくなってしまう。前戯ではさしたる悦びが得られないので、相手の気持などおかまいなしにいきなりセックスを始めちゃったり、おまけにものすごく激しくつき動かすものだから、男性も女性も痛みを感じたり、ひどい場合には出血をみることもあるという。[35]

Q なんか殺伐とした感じだね……。

石川 ひとつ救いがあるのはね、包皮再生がそういう殺伐としたカップルに福音をもたらす可能性があること。じつをいうとオハラ夫妻もそうだった。

Q さっきのレポートを書いた人たちだね。

石川　そう。奥さんのクリステンによると、旦那さんのジェフリーは申しぶんのない夫だったけど、セックスの点で問題があった。彼は生誕時に包皮切除をうけていて、そのせいか動きが激しすぎて、けっきょく結婚数年で2人はセックスができなくなってしまう。肉体的に、どうしても夫を受け入れられなくなってしまうんだ。そこで彼女は、ある実験を試みる。昔の恋人に会いに行って、セックスができるかどうか試してみたんだ。ナチュラルなペニスを持つその男性とは、とても素敵なセックスができた。彼女は確信する。元凶は包皮がないことだったんだ、と。

妻の勧めもあって、ジェフリーは包皮再生の手術をする決意する。じっさいには手術を決意するまでものすごく悩んだらしいけど、傷が治ってからは、2人はとてもうまくいっている。手術してから14年になるけど、包皮を再生してよかったと思わなかった日は1日もない——と彼は書いている。[58]

性格的には相性がぴったりだったのに、包皮を失っていたおかげで、2人の絆は切れかかっていた。アメリカにはそういうカップルが多いのではないか、新生児の包皮切除が社会におよぼす影響は、予想外に大きいのではないか——というところから、彼らのアンケート調査ははじまったらしい。

Q　包皮を再生するだけで、すべてがバラ色になるなんて……本当なのかな？

石川　オハラ夫妻は断固たる割礼反対者だから、彼らのレポートはあるていど割り引いて読む必要があるかもしれない。でも夫妻が実施したアンケートに寄せられた女性たちの意見——包皮なき男性とのセックスが、かならずしも望ましいものじゃないという見解には、耳を傾けるべきだと思う。オハラ夫妻に限らず、包皮を再生すると、以前よりも悦びにみちたセックスができるようになって、性的な親密度が増したという報告はかなりあるんだ。[22][35]

Q　包皮の再生は、パートナーの女性にもメリットがあるということ？

石川　前にもいったけど、再生した包皮で覆われると、角質化していた亀頭の皮膚がしっとりと柔らかくなって感覚も回復するらしい。すると当然、暴力的な動きをしなくてもすむようになる。セックスに関しては、敏感すぎるペニスよりも、鈍感すぎるペニスのほうが、問題は深刻なんだ。包皮をたくしあげて亀頭をつねに露出させているペニスでも、やはり角質化はおきていて感覚が鈍くなっているわけだから、日本男児も注意したほうがいいかもしれない。自分の亀頭にやさしくすることは、結果として女性にやさしくすることにつながると考えてほしい。

Q　女性のためには、包茎の手術をうけないほうがいいっていうの？　それも雑誌の広告とは正反対の主張だよ。

石川　アメリカでの話だけれど、カロラインという名の若い女性が、恋人に包皮切除の手

143　第3章　ナチュラルのすすめ

術をうけてほしいと頼んだんだって。彼とは共通点も多く、セックス面でもとてもうまくいっていたんだけど、結婚するならあなたは手術をうけるべきよ、って彼女は思いこんでしまったらしい。けっきょく彼はその要求をのんで手術をうける。結果は惨憺たるものだった。彼は5分で達してしまうようになるし、彼女はセックス中の傷がもとで2回も病院にいく羽目になる。もちろんケンカ別れだよ。ああ、あんな素敵な男性の人生を変えてしまうとは、わたしはなんとバカなことをしたんだろう……。1975年の「プレイガール」誌に載った投書だそうだけど、ありえない話ではないね。男性は感覚が鈍くなったぶん動きが激しくなって早く果ててしまうし、いっぽう女性は満足が得られないうえに過度の摩擦で傷つけられてしまう。こんな最悪のケースばかりではないだろうけど、少なくとも、手術をうければあとはバラ色と思いこむのだけはやめたほうがいい。なにごとにもかならずマイナス面があるし、それに包皮切除の後遺症というのは、肉体だけにかぎられたものではないんだ。

Q　精神的にも影響があるということ？

石川　新生児の包皮切除に関しては、そういう研究が多くなっている。赤ちゃんもエレクトするって知ってるかい？　お母さんのおなかのなかでもちいさなペニスを勃起させたりしているんだけれど、どうかすると手術のとき医師にいじられているうちにエレクトさせ

る赤ちゃんもいる。脳のなかで、すでに快感の神経回路が出来あがりつつある証拠だけど、その次の瞬間にこの赤ちゃんはものすごい苦痛を味わう。これが将来まであとをひかないなんて保証はどこにもないんだ。生まれてすぐに包皮切除をうけた赤ちゃんは4〜6カ月後の予防接種のときに、より大きな泣き声をあげるという報告もあるし、この手術は母親との絆を（少なくとも短期的には）変えてしまうと指摘する研究者もいる。精神的なトラウマとしてあとあとまで残り、脳のネットワーク構築に影響を与えるという説もある。大人になってからも、父親に裏切られたと思いこんだり、医師に不信感を抱いたり、けっこう根深い心理的トラブルを抱える人が多いようだね。

Q でもそれは生まれてすぐに手術をうけた男性だよね。大人になってから包皮切除をした人はどんなふうに感じているのかな。

石川 それについての報告は、まだ読んだことがない。大人になってから包皮切除をうけた男性5人に手術の影響を聞き取り調査したレポートがあるけれど、心理的な面までは踏みこんでいなかった。この5人のうち2人が後遺症を訴えていて、ひとりは冠状溝の部分に残った傷が痛むといい、もうひとりは包皮の切りすぎのため再手術が必要になってしまった。ボディ・イメージの点からいえば包皮切除は大きな問題を残すおそれがあるし、手術をうけた男性ばかりか夫婦関係にも影響をおよぼすことがある、とそのレポートは述べ

ている。

もうひとつ、『まちがいだらけの包茎知識』07（飛波玄馬・岩室紳也・山本直英）という本には、中学3年のときに包皮切除の手術をうけた大学生の体験手記が収められているけれど、ものすごくショッキングな内容だよ。もしキミが手術をうけたいと考えているのなら、この手記にはかならず事前に目を通してほしい。

Q でもそれは例外的なケースじゃないの？

石川 たしかに、どれくらいの失敗例があるのか、きちんとした統計がないのは問題だね。でも新生児の包皮切除についていえば、医学的には必要のない手術だし、失敗のリスクがどれだけ低いといっても、意味のない手術はすべきじゃない。実際には、手術にともなうさまざまな被害がおきているのだから、なおさらだ。

1990年代以降、ヨーロッパの国々やアメリカ、カナダ、オーストラリアなどでは、医学団体——たとえば小児科学会とか泌尿器科学会といった組織が、新生児の包皮切除はすべきではないという声明をつぎつぎに発表してきた。たとえ赤ちゃんの両親に依頼されたとしても、できるだけ手術を回避するよう会員に勧めているところもある。包皮の切除に医学的なメリットがないにもかかわらず、手術をうける当人の意志を無視して手術を強行してしまうと、法の精神に抵触する可能性が出てきてしまう。じっさい、1999年

Q　宗教的な割礼までできなくなっちゃうと、ユダヤ教徒やイスラム教徒は大さわぎをするんじゃない？

石川　女子の割礼に関していうと、すでにイギリスやフランスなどでは、法的処罰の対象とみなされるようになっている。男子の割礼についても、そういう動きが出てくる可能性はないとはいえないね。▼注7

Q　でも宗教にまで口出しができるのかなあ？

石川　大人の信者が、自分の意志で包皮を切除してもらうのなら、問題はないんだ。でも、自分で意志決定できない、生まれたばかりの赤ちゃんの運命を変えてしまうのはどうだろう。持って生まれた感覚を一生にわたって損ねてしまうわけだし、失われたものを取りもどす手だてはないんだから。

Q　大人が自分の意志で手術をうけるのは構わないわけ？

石川　たとえば非外科的な治療をしても包皮が反転できないばあいは手術もやむをえない。けれどもセクシャルな面もふくめたリスクを考えると、環状切除で切りとってしまうので

にイギリスでは、宗教的な理由から5歳の息子に割礼したいと願いでた父親に対して、家庭裁判所が許可できないとの判断を示した。包皮切除は、その少年の"最大限の幸福"に合致するものではないというのがその理由だよ。

第3章　ナチュラルのすすめ

はなく、包皮の温存手術が望ましい。けっきょく、医学の立場からみるかぎり、包皮切除という手術は、よほど特別な症例でないかぎり必要ないことになる。

Q でも……。

石川 仮性包茎については、いろいろな見方があるということを知ってほしい。ドイツのお医者さんがいってたように、ヨーロッパには包皮に覆われたペニスのほうが美しいと考える人がたくさんいる。アメリカやオーストラリアには、包皮再生をして人間がもって生まれた「仮性包茎」のペニスを取り戻したいと考えている男性がおおぜいいる。彼らはね、手術をうけていない無傷な男性に対して劣等感を抱いているという。キミの悩みを彼らに話したら、なんというだろうね。

Q もういちど聞くけど、包茎の手術は絶対にしないほうがいい？

石川 個人的なことをいうとね、泌尿器科医として30年ちかくやってきて、いろいろ試行錯誤もしてきたけれど、最後にたどりついたのは、自然なペニスがいちばんいいという結論だった。でもそれを若い人たちにいっても、なかなか信用してくれない。広告には手術すべきだって書いてあるとか、雑誌の記事では包茎は女性に嫌われると書いてあるとか、そんな反応が多いんだ。自分が30年間こつこつ積みあげてきた知識よりも、そんなインスタントな情報のほうが影響力があるのかと思うと、悲しくなってくる。でも、ここまで話

してきたように、近年の海外の論文には「ナチュラル・ペニスのすすめ」を裏づける証拠が、それこそ目白押しなんだ。ああ、自分の方向性は間違っていなかったんだと、とても勇気づけられる思いがする。だからキミに対しても、こうアドヴァイスしたい。手術は絶対にうけるべきじゃない、ナチュラルがいちばんいいんだよ――と。

ただし最終的にこの問題に判断を下すのは、キミ自身だ。キミがいろいろと調べて、じゅうぶんに考えたうえで到達した結論なら、いたしかたない。キミには包皮切除の手術をうける自由もあるわけだからね。でも、そのばあいには手術がもたらす利益とリスクについて、じゅうぶんな情報が得られるよう、あらかじめ最大限の努力をしてほしいと願っている。知りたいことがあれば、いつでも聞きにきてほしい。

ペニスと海綿体の構造

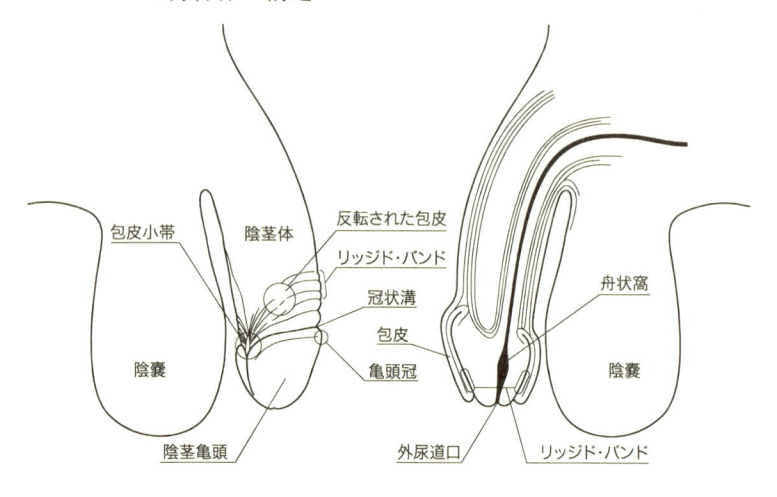

図ラベル（左図）: 包皮小帯、陰茎体、反転された包皮、リッジ・バンド、冠状溝、包皮、亀頭冠、陰嚢、陰茎亀頭

図ラベル（右図）: 舟状窩、陰嚢、外尿道口、リッジ・バンド

リッジ・バンドは包皮の先端から少し内側に入ったところ、細かな襞があつまった部分で、感覚受容器が密集している［51頁参照］。

海綿体
海綿体は3つのパートからなる。❶陰茎海綿体は「陰茎中隔」とよばれる隔壁で左右に仕切られているが、壁にあいた孔を通じて血液は行き来できる。エレクト時には圧力が高まり、セックスができる硬さを維持する。❷尿道海綿体は中央に尿道が通っており、その先端には❸亀頭海綿体があるが、この2つの海綿体の内部圧力は、エレクト時にも低くおさえられている。尿道内を精液が通過できるように、そして女性の内性器を傷つけないようにするためだ。

環状切除と包皮切開

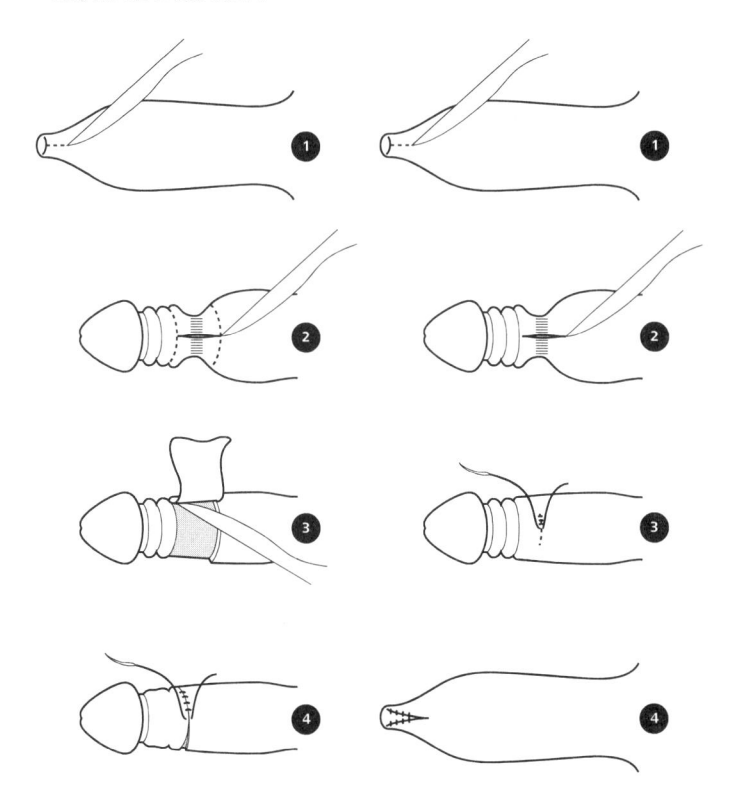

環状切除（circumcision）
❶背面に切りこみを入れ、❷包皮を反転させて、❸リング状に切除したのち、❹縫合する。新生児の包皮切除では、手術がしやすいよう、さまざまな器具が考案されている。

包皮切開（包皮温存手術）
❶背面に切りこみを入れ包皮を反転させる。❷縦方向の傷口を、❸横方向に縫いあわせることで開口部をひろげ、包皮が反転できるようにする。❹手術後に包皮をもどしたところ。

▶注4　**包皮切除についての情報サイト**……50頁
　1980年代なかば以降、包皮切除についての情報を提供する組織が数多くたちあげられた。アンチ・サーカムシジョンのポリシーを明確にうちだす組織も多く、なかには「Jews Against Circumcision＝割礼に反対するユダヤ人」という団体まである。
＊NOCIRC: National Organization of Circumcision Information Resource Centers
　1986年に創設された〝老舗〟で、各国に支部がある。http://www.nocirc.org/
＊CIRP: Circumcision Information and Resource Pages
　1995年設立。関連の文献を精力的に収集＋公開するアーカイヴ・サイト。ただしテキストに誤植がけっこうあるので要注意。http://www.cirp.org/

▶注5　**ＢＸＯ（Balanitis Xerotica Obliterans）**……106頁
　閉塞性乾燥性亀頭炎（ＢＸＯ）は、炎症が慢性化して、皮膚が白っぽく変色して硬化する症状。亀頭や尿道口だけでなく、包皮でもおきることがある。包皮の先端部にリング状の硬い部分ができると、包皮を反転させることができなくなり、現在では、このＢＸＯをともなう包茎を「真性包茎」とする定義がひろまりつつある。環状切除が必要となるばあいがあるが、包皮を温存する方法も模索されており、成功例も報告されている。包皮はゆたかなセックスに欠かせないものであることをお忘れなく。

▶注6　**亀頭包皮炎**……115頁
　亀頭部の炎症（亀頭炎）と、包皮部の炎症（包皮炎）を総称して亀頭包皮炎という。炎症の原因としては、外傷、刺激物、感染があげられるが、感染した病原菌の特定も含め（菌によって対処法がちがう）、病因を特定することが治療の第一歩だ。ペニスを清潔にしていれば予防できるが、洗いすぎると逆効果になることがある。ことに石鹸でごしごし洗うと、天然の皮脂を洗い流してしまい、皮膚炎を起こすことがあるので要注意。奥まで洗おうと無理に包皮をムクと、癒合していた皮膚が傷つき、そこから感染することもある。入浴のさい必ず水で洗うよう心がければ、問題はおきない。
　亀頭包皮炎は再発するばあいがあり、何度か重なると医師によっては包皮切除を勧めることがある。しかし本書で述べたように、手術のメリットとデメリットを熟慮したうえで、決断は慎重にしてほしい。アメリカの調査によると、包皮切除をうけた男児は（とうぜん包皮炎の心配はなくなるけれど）亀頭炎にかかるリスクが〝無傷の男児〟よりも高くなるという。包皮は亀頭の保護にも役立つことをお忘れなく。

▶注7　**宗教的割礼と医学の倫理**……147頁
　包皮に関する知識が深まるにしたがい、海外の医療関係者は、新生児の包皮切除に反対する立場を次第に明確にしはじめ、近年は宗教の領域にまで踏みこんだ発言も目につくようになってきた。ノルウェー医師会の医学倫理委員会は2001年、新生児や少年に対する宗教的な割礼は医学倫理の原則に合致しないとの声明を発表し、関係する宗教界のリーダーたちに対して、外科的手術をともなわない象徴的な儀式に変更するよう働きかけを行なった（文献34）。フィンランドの児童福祉中央ユニオンは2003年に、幼児の割礼は個人の尊厳をそこなうものであり、医学的に必要な手術以外は容認できない、との見解を公表した。女子割礼が非人間的な行為とみなされ法的処罰の対象になっているのと同様に、判断力をもたない新生児に対する宗教的割礼も法によって規制されるべきだとの主張である。文献81を参照。

注記

▶注1　割礼……29頁

英語の「サーカムシジョン（circumcision）」は「環状切除」の意で、筒状になった包皮の先端部分を〝リング状〟に切りとることをさす。したがって日本語の「割礼」は、正確な翻訳とはいいがたい。明治20年ごろには英和辞典や聖書などに「割礼」の語が登場していたが、『性の人類学』（文献10）によれば〈日本人は割礼というものを知らなかったので、中国の宦官と同じような去勢であろうと日本の学者たちが考えて、割礼という妙な訳語をつけたのだといわれる〉とのこと。本書のために参照した英語論文では、宗教的な儀式についても医学的な包皮切除についても「circumcision」の語をつかい、必要な場合のみ「religious circumcision＝宗教的割礼」「medical c.＝医学的割礼」「neonatal c.＝新生児割礼」「adult c.＝成人割礼」などの限定的な語を加えている。本書では「割礼」の訳語はできるだけ宗教的なものにかぎり、医学的な手術については「包皮切除」「環状切除」の訳語を用いた。

▶注2　女子割礼……31頁

女子割礼「female circumcision」については、ほとんど触れられなかったが、詳しくは下記の文献などを参照いただきたい。クリトリスの切除のほか、小陰唇を切りとったり、陰裂を縫い合わせるといったさまざまなヴァリエーションがあり、これらを総称して、ＦＧＭ＝Female Genital Mutilation（女性性器切除）とよぶ。フランス、カナダ、デンマーク、スイスなど多くの国がＦＧＭを違法とみなしており、娘に割礼をうけさせた母親や、専門の施術者が有罪判決をうけたケースが出てきている。
＊フラン・P・ホスケン『女子割礼』　鳥居千代香＝訳　1993年　明石書店
＊内海夏子『ドキュメント　女子割礼』　2003年　集英社

▶注3　性別適合手術……45頁

新生児の環状切除手術では、電気焼灼器による事故がとくに深刻で、ペニスがほとんど炭化してしまうことすらある。損傷がひどく、ペニスの再生手術がむずかしいばあい、つい近年までは、性転換手術をして女性として育てることが勧められていた。性心理学者ジョン・マネーによれば、生まれたばかりの赤ちゃんは性自認が未決定で、その後の育てられかた次第で、男性にも女性にも適応しうるという。じっさい、この学説にしたがって1967年に生後22カ月で手術をうけ、女児として育てられたケースがあり、「彼女」は女性としてなにひとつ問題なく生活しているとマネーは報告していた。「彼女」の一卵性双生児の弟は男らしく育っており、性自認の決定は遺伝子ではなく、成育環境に依存するというマネーの説を証明する力強い証拠とみなされていたのだが、しかし1997年になって「彼女」がじつは〝男性〟として生活しているという驚愕の事実が明らかにされた。「彼女」は自分が女性であることをどうしても認めようとせず、14歳で真相を知らされると、翌年にはペニスの形成手術をうけ、やがて結婚し、一家のあるじとしての生活を送っていたのだった。これ以後、性別適合手術には慎重な態度がとられるようになっている。詳しくは文献25、61および下記を参照。
＊ジョン・コラピント『ブレンダと呼ばれた少年』　村井智之＝訳　2000年　無名舎
（2005年、扶桑社より再刊された）

挿図リスト

1. **エジプトの割礼**……13頁
   サッカラのアンクマホルの墓のレリーフより。石製のナイフで割礼をほどこしているところと考えられているが、神官が剃毛する場面とみる研究者もいる（文献40）。エジプトでは神官や身分の高い人びとのあいだで割礼が普及し、やがて庶民も真似るようになったとされる。被葬者のアンクマホルは第6王朝（紀元前2345〜2181）時代初期の医師で、墓の内部には手や足の治療場面のレリーフも残されている。
   Alexander Badawy, "The tomb of Nyhetep-Ptah at Giza and the tomb of Ankhmahor at Saqqara"(1978, University of California Press) にもとづき作成

2. **ローマの〝風鈴〞 ティンティンナーブルム**……19頁
   紀元79年、ヴェスヴィオスの噴火で埋もれたエルコラーノの遺跡から出土したもの。
   ブロンズ　長14.5cm　ナポリ国立考古学博物館　撮影＝野中昭夫

3. **ミケランジェロ《ダヴィデ》**……25頁
   ダヴィデの時代（前10世紀）のユダヤの割礼は、現代的な環状切除とちがって、先端をわずかに切除するにすぎなかった。milahとよばれるこの古式の割礼を、ミケランジェロは忠実に表現したのではないか、というがった見方もある（文献22）。
   1501〜04年　像高410cm　フィレンツェ、アカデミア美術館　撮影＝広瀬達郎

4. **「陽物くらべ」**……57頁
   もともとの原図は鳥羽僧正筆と伝える絵巻『陽物くらべ』からとられたもの。逸物自慢の男たちが集まって強さや大きさを競うという筋立ての戯絵で、ペニスを台にのせ、いざ大きさ競べをしようという場面。エロティックな古画を影絵の趣向で模写して一冊とした『華月帖』（亀齢軒著、天保7＝1836年刊）より。

5. **槍をもって立つアスリート**……103頁
   ギリシアでは裸体は美しいと考えられていたが、人前で亀頭をさらすことは不作法とされ、そこでアスリートたちはあらかじめKynodesmeとよばれるヒモで包皮の先端をしばり、競技にのぞんだ。パンアテナイア型アンフォラの器面にほどこされた黒絵より。オリジナルの陶器はミュンヘンのバイエルン州立古代美術博物館所蔵。紀元前480年ごろ、「トリプトレモスの画家」の作と考えられている。

6. **包皮のグライド機構**……137頁
   Berkeley & Tiffenbach（文献21）およびCIRPの "Anatomy of the Penis, Mechanics of Intercourse"（文献84）にもとづいて作成

7. **ペニスと海綿体の構造**……x頁
   文献11、12、13、78ほかを参照して作成

8. **環状切除と包皮切開**……ix頁
   環状切除術はFlocks and Culp（文献31）に、包皮切開術はCuckow et al.（文献24）にもとづいて作成

❖ 1、4、5、6、7、8作図……下里晃弘（61頁、76頁、111頁の図およびグラフも）

and its loss to circumcision, *British Journal of Urology*, Vol.77, pp.291-295 (February 1996)
72. Van Howe, R.S. Conservative Treatment of Phimosis: Alternatives to Radical Circumcision, http://www.cirp.org/library/treatment/phimosis/
73. Warren, John P. and Bigelow, Jim. The Case Against Circumcision, *British Journal of Sexual Medicine*, September/October 1994, pp.6-8
74. Wiswell T.E., Smith F.R. and Bass J.W. Decreased Incidence of Urinary Tract Infections in Circumcised Male Infants, *Pediatrics*, Vol.75 No.5, pp.901-903 (May 1985)
75. Wiswell, Thomas E. and Roscelli, John D. Corroborative Evidence for the Decreased Incidence of Urinary Tract Infections in Circumcised Male Infants, *Pediatrics*, Vol.78 No.1, pp.96-99 (July 1986)
76. Williamson, Marvel L. and Williamson, Paul S. Women's Preferences for Penile Circumcision in Sexual Partners, *Journal of Sex Education and Therapy*, Vol.14 No.2, pp.8-12 (Fall/Winter 1988)
77. Wynder, Ernest L. and Licklider, Samuel D. The Question of Circumcision, *Cancer*, Vol.13 No.3, pp.442-445 (May-June 1960)
78. *Campbell's Urology* (8th edition), edited by Walsh, Patrick C. and Retik, Alan B. et al. W. B.Saunders Company, Philadelphia, 2002

◆以下の URL を参照しました─────────────────────────

79. Normal development of the prepuce: Birth through age 18, http://www.cirp.org/library/normal/
80. Foreskin restoration for circumcised men, http://www.cirp.org/pages/restore.html
81. Circumcision: Medical Organization Official Policy Statements, http://www.cirp.org/library/statements/
82. History of Circumcision, http://www.cirp.org/library/history/
83. Balanitis Xerotica Obliterans: Conservative Treatment Options, http://www.cirp.org/library/treatment/BXO/
84. Anatomy of the Penis, Mechanics of Intercourse, http://www.cirp.org/pages/anat/
85. Circumcision Deaths, http://www.cirp.org/library/death/
86. Circumcision Statistics, http://www.cirp.org/library/statistics/
87. Foreskin Restoration, http://www.newforeskin.biz/index.html
88. Circumcision and Cancer, http://www.circumstitions.com/Cancer.html
89. "Like being hugged by the Venus de Milo": The Foreskin, Circumcision and Sexuality, http://www.circumstitions.com/Sexuality.html
90. A Short History of Circumcision in the U.S. in Physicians' Own Words, http://www.sexuallymutilatedchild.org/shorthis.htm
91. Circumcision in Australia, http://www.circlist.com/rites/australia.html
92. Estimated U.S. Incidence of Neonatal Circumcision Complications (physical only): Affecting Males Born between 1940 and 1990, http://www.noharm.org/incidenceUS.htm

-1103 (May 27, 1967)

56. Morgan, William Keith C. The Rape of the Phallus, *JAMA*, Vol.193 No.3, pp.123-124 (July 19, 1965)
57. O'Hara K. and O'Hara J. The effect of male circumcision on the sexual enjoyment of the female partner, *BJU International*, Vol.83 Supplement 1, pp.79-84 (January 1, 1999)
58. O'Hara, Kristen (with Jeffrey O'Hara). *Sex As Nature Intended It: The Most Important Thing You Need to Know about Making Love, But No One Could Tell You Until Now* (2nd edition) Turning Point Publications, September 2002
59. Øster, Jakob. Further Fate of the Foreskin: Incidence of Preputial Adhesions, Phimosis, and Smegma among Danish Schoolboys, *Archive of Disease in Childhood*, Vol.43, pp.200-202 (April 1968)
60. Preston, Noel. Whither the Foreskin?: A Consideration of Routine Neonatal Circumcision, *JAMA*, Vol.213 No.11, pp.1853-1858 (September 14, 1970)
61. Reiner, William. To be Male or Female —That Is the Question, *Archives of Pediatric & Adolescent Medicine*, Vol.151, pp.224-225 (March 1997)
62. Rickwood, A.M.K. Medical indications for circumcision, *BJU International*, Vol.83 Supplement 1, pp.45-51 (January 1999)
63. Rickwood A.M.K., Hemalatha V., Batcup G. and Spitz L. Phimosis in Boys, *British Journal of Urology*, Vol.52, pp.147-150 (April 1980)
64. Rickwood A.M.K., Kenny S.E. and Donnell S.C. Towards evidence based circumcision of English boys: survey of trends in practice, *BMJ*, Vol.321 pp.792-793 (September 30, 2000)
65. Schultheiss D., Truss M.C., Stief C.G. and Jonas U. Uncircumcision: A Historical Review of Preputial Restoration, *Plastic and Reconstructive Surgery*, Vol.101 No.7, pp.1990-1998 (June 1998)
66. Shen Z., Chen S., Zhu C., Wan Q. and Chen Z. [Erectile function evaluation after adult circumcision], *Zhonghua Nan Ke Xue*, Vol.10 No.1, pp.18-19 (January 2004)
中国語の論文／英語の内容紹介が以下で閲覧できる
http://www.cirp.org/library/sex_function/shen1/
67. Snyder, James L. The Problem of Circumcision in America, *The Truth Seeker*, July/August 1989, pp.39-42
68. Svoboda J.S., Van Howe R.S. and Dwyer J.G. Informed Consent for Neonatal Circumcision: An Ethical and Legal Conundrum. *The Journal of Contemporary Health Law and Policy*, Vol. 17, pp.61-133 (Fall 2000)
69. Taddio A., Goldbach M., Ipp M., Stevens B. and Koren G. Effect of neonatal circumcision on pain responses during vaccination in boys, *Lancet*, Vol.345 pp.291-292 (February 4, 1995)
70. Taylor J.R. and Cold C.J. The Prepuce, *BJU International*, Vol.83 Supplement 1, pp.34-44 (January 1999)
71. Taylor J.R., Lockwood A.P. and Taylor A.J. The Prepuce: Specialized mucosa of the penis

38. Hodges, Frederick. Phimosis in Antiquity, *World Journal of Urology*, Vol.17 No.3, pp.133–136 (June 1999)

39. Hodges, Frederick and Warner, Jerry W. The Right to Our Own Bodies: The History of Male Circumcision in the U.S., *M.E.N. Magazine* (November 1995)

40. Hodges, Frederick M. The Ideal Prepuce in Ancient Greece and Rome: Male Genital Aesthetics and Their Relation to Lipodermos, Circumcision, Foreskin Restoration, and the Kynodesme, *The Bulletin of the History of Medicine*, Vol.75, pp.375–405 (Fall 2001)

41. Hughes, George K. Circumcision: Another Look, *Ohio Medicine*, Vol.86 No.2, p.92 (February 1990)

42. Hutcheson, Joel C. Male Neonatal Circumcision: Indications, Controversies and Complications, *Urologic Clinics of North America*, Vol.31 No.3, pp.461–467 (August 2004)

43. von Kap-herr, S.Hoffman. Circumcision in Germany, *Pediatric Surgery International*, Vol.4, pp. 227–228 (1989)

44. Kayaba H., Tamura H., Kitajima S., Fujiwara Y., Kato T. and Kato T. Analysis of Shape and Retractability of the Prepuce in 603 Japanese Boys, *Journal of Urology*, Vol.156 No.5, pp.1813–1815 (November 1996)

45. Kim D.S. The South Korean Circumcision: Why the Heck do we do it?

46. Kim D.S., Lee J.Y. and Pang M.G. Male Circumcision: a South Korean Perspective, *BJU International*, Vol.83 Supplement 1, pp.28–33 (January 1, 1999)

47. Kim D.S. and Pang M.G. Extraordinarily high rates of male circumcision in South Korea: history and underlying causes, *BJU International*, Vol.89, pp.48–54 (January 2002)

48. Larue, Gerald A. Religious Traditions and Circumcision. Presented at The Second International Symposium on Circumcision, San Francisco, California, April 30–May 3, 1991

49. Laumann E.O., Masi C.M. and Zuckerman E.W. Circumcision in the United States: Prevalence, Prophylactic Effects, and Sexual Practice, *JAMA* Vol.277 No.13, pp.1052–1057 (April 2, 1997)

50. LeBourdais, Eleanor. Circumcision no longer a "routine" surgical procedure, *Canadian Medical Association Journal*, Vol.152 No.11, pp.1873–1876 (June 1, 1995)

51. Marshall R.E., Porter F.L., Rogers A.G., Moore J., Anderson B. and Boxerman S.B. Circumcision: II.Effects upon mother-infant interaction, *Early Human Development*, Vol.7 No. 4, pp.367–374 (December 1982)

52. Menczer, Joseph. The Low Incidence of Cervical Cancer in Jewish Women: Has the Puzzle Finally Been Solved?, *The Israel Medical Association Journal*, Vol.5, pp.120–123 (February 2003)

53. Milos, Marilyn F. and Macris, Donna. Anatomy and Functions of the Male Foreskin, *Human Sexuality: An Encyclopedia*, pp.119–121, Garland Publishing, Inc., New York, 1994

54. Money, John and Davison, Jackie. (Brief Reports) Adult Penile Circumcision: Erotosexual and Cosmetic Sequelae, *The Journal of Sex Research*, Vol.19 No.3, pp.289–292 (August 1983)

55. Morgan, William Keith C. Penile Plunder, *The Medical Journal of Australia*, Vol.1, pp.1102

for Parents, http://www.cirp.org/library/normal/aap

20. Baker, Robert Leon. Newborn Male Circumcision: Needless and Dangerous, *Sexual Medicine Today*, Vol.3 No.11, pp.35-36 (November 1979)

21. Berkeley, Bud and Tiffenbach, Joe. *Foreskin: Its Past, Its Present &....Its Future?*, private publication, 1983

22. Bigelow, Jim. *The Joy of Uncircumcising!* (2nd edition), 1995, Hourglass Book Publishing

23. Cold, Christopher J. and McGrath, Kenneth A. Anatomy and Histology of the Penile and Clitoral Prepuce in Primates: An Evolutionary Perspective of the Specialised Sensory Tissue of the External Genitalia, *Male and Female Circumcision* (eds: Denniston G.C., Hodges F.M. and Milos M.F.), Kluwer Academic/Plenum Publishers, New York, 1999

24. Cuckow P.M., Rix G. and Mouriquand P.D.E. Preputial Plasty: A Good Alternative to Circumcision, *Journal of Pediatric Surgery*, Vol.29 No.4, pp.561-563 (April 1994)

25. Diamond, Milton and Sigmundson, H.Keith. Sex Reassignment at Birth: A Long Term Review and Clinical Implications, *Archives of Pediatric & Adolescent Medicine*, Vol.151, pp.298-304 (March 1997)

26. Dock, William. Michelangelo's David, *JAMA*, Vol.219 No.9, p.1212 (February 28, 1972)

27. Dunsmuir, W.D. and Gordon, E.M. The history of circumcision, *BJU International*, Vol.83 Supplement 1, pp.1-12 (January 1, 1999)

28. Fink K.S., Carson C.C. and DeVellis R.S. Adult Circumcision Outcomes Study: Effect on Erectile Function, Penile Sensitivity, Sexual Activity and Satisfaction, *Journal of Urology*, Vol. 167 No.5, pp.2113-2116 (May 2002)

29. Fleiss, Paul M. The Case Against Circumcision, *Mothering: The Magazine of Natural Family Living*, Winter 1997, pp.36-45

30. Fleiss, P.M., Hodges F.M. and Van Howe R.S. Immunological Functions of the Human Prepuce, *Sexually Transmitted Infections*, Vol.74 No.5, pp.364-367 (October 1998)

31. Flocks, R.H. and Culp, David A. *Surgical Urology* (4th edition, Asian edition) Igaku Shoin Ltd. 1975

32. Gairdner, Douglas. The Fate of the Foreskin: A Study of Circumcision, *British Medical Journal*, No.4642, pp.1433-1437 (December 24, 1949)

33. Gellis, Sydney S. Circumcision, *American Journal of Diseases of Children*, Vol.132, p.1168 (December 1978)

34. Gulbrandsen, Pål. Ritual Circumcision of Boys, Tidsskrift for den norske lægeforening, Vol. 121 No.25, p.2994 (October 20, 2001)
英訳が以下で閲覧できる http://www.cirp.org/library/ethics/gulbrandsen1/

35. Hammond, T. A Preliminary Poll of Men Circumcised in Infancy or Childhood, *BJU International*, Vol.83 Supplement 1, pp.85-92 (January 1999)

36. Hampton, Wayne. Negative Aspects of Routine Infant Circumcision (November 19, 1994), http://www.eskimo.com/~gburlin/mgm/hampton1.html

37. Hill, George. The Rise and Fall of Neonatal Circumcision: The Irrational Abuse of Helpless Children, *The Pure Water Gazette*, November 4, 2002 http://www.purewatergazette.net/

参考文献

◆日本語文献

01. 足立文太郎．本邦人陰茎の包皮に就て．
 「東京人類学会雑誌」 161 号 pp.427-434（1899 年 8 月）
02. 石川英二・川喜田睦司．陰茎包皮の年齢変化．
 「泌尿器科紀要」 50 巻 5 号 pp.305-308（2004 年）
03. 石濱淳美『新編セクソロジー辞典』 1994 年 メディカ出版
04. 稲葉益巳・吉田慶子・江崎哲雄．包茎の非観血的療法に関する基礎的研究（第 1 報）─日本男子性器の諸計測について─．
 「美容の医学」16 巻 1 号 pp.71-74（1977 年）
05. マレク・シュベル『割礼の歴史 一〇億人の包皮切除』 盛弘仁・盛恵子＝訳 1999 年 明石書店
06. 中村亮．日本人男子の性器系の発育と成熟．
 「日本泌尿器科学会雑誌」52 巻 pp.172-188（1961 年）
07. 飛波玄馬・岩室紳也・山本直英『まちがいだらけの包茎知識』 2000 年 青弓社
08. 平田篤胤「講本気吹颪」／『平田篤胤全集 第一』 室松岩雄＝編 1911 年 一致堂書店／2001 年、名著出版より複製刊行
09. 森慶三・市原硬・竹林弘＝編『医聖華岡青洲』 1964 年 医聖華岡青洲先生顕彰会
10. 吉田郁夫・武藤浩『性の人類学──形質人類学の空白領域』 1983 年 共立出版
11. 吉田修＝監、小柳知彦・村井勝・大島伸一＝編『新図説泌尿器科学講座 第 4 巻 内分泌疾患、性機能障害』 1999 年 メジカルビュー社
12. 吉田修＝監、内藤誠二＝編『泌尿器科外来シリーズ 6 Erectile Dysfunction 外来』 2000 年 メジカルビュー社
13. 吉田修＝編『ベッドサイド泌尿器科学──診断・治療編（改訂第 3 版）』 2000 年 南江堂
14. 『医学書院 医学大辞典』 伊藤正男・井村裕夫・高久史麿＝総編集 2003 年 医学書院
15. 『南山堂 医学大辞典』 第 18 版 1998 年 南山堂
16. 『ステッドマン医学大辞典 第 5 版』 ステッドマン医学大辞典編集委員会＝編 2002 年 メジカルビュー社
17. 『ドーランド図説医学大辞典 第 28 版』 ドーランド医学大辞典編集委員会＝編 1997 年 廣川書店

◆英語文献

18. American Academy of Pediatrics. Task Force on Circumcision, Circumcision Policy Statement, *Pediatrics*, Vol.103 No.3, pp.686-693 (March 1, 1999)
19. American Academy of Pediatrics. Newborns: Care of the Uncircumcised Penis: Guidelines

石川英二（いしかわ・えいじ）
1950年、広島県生まれ。1975年、広島大学医学部卒業。京都大学医学部泌尿器科学教室、神戸市立中央市民病院泌尿器科をへて神戸市東灘区に石川クリニック（泌尿器科・心療内科 http://www.geocities.jp/ishikawacl/）を開く。診療のかたわら、悩める思春期の若者のための活動に取り組み、2003年7月から神戸市立中央市民病院泌尿器科の思春期外来も担当している。著書に『ティーンズNOTE 10代の性のために』（共著、神戸新聞総合出版センター）

切（き）ってはいけません！
日（に）本（ほん）人（じん）が知（し）らない包（ほう）茎（けい）の真（しん）実（じつ）

発行	2005年9月20日
4刷	2015年4月15日

著者	石川英二（いしかわえいじ）
発行者	佐藤隆信
発行所	株式会社新潮社
	〒162-8711　東京都新宿区矢来町71
	電話　編集部03-3266-5611
	読者係03-3266-5111
	http://www.shinchosha.co.jp
印刷所	株式会社光邦
製本所	株式会社大進堂

©Eiji Ishikawa 2005, Printed in Japan
ISBN978-4-10-300131-7 C0077

乱丁・落丁本は、ご面倒ですが小社読者係宛お送り下さい。
送料小社負担にてお取替えいたします。
価格はカバーに表示してあります。